Parir

Parir
El poder del parto

Ibone Olza

VERGARA

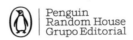

Penguin
Random House
Grupo Editorial

Primera edición en esta colección: marzo de 2021
Quinta reimpresión: noviembre de 2023

Printed in Spain – Impreso en España

ISBN: 978-84-18045-96-7
Depósito legal: B-20.665-2020

Compuesto en Llibresimes, S. L.

Impreso en Black Print CPI Ibérica
Sant Andreu de la Barca (Barcelona)

VE 4 5 9 6 A

*A las socias de El Parto es Nuestro,
y a todas las personas que luchan por un
parto seguro y respetado y un nacimiento
sin violencia.*

Prólogo

Cuando empecé a leer *Parir*, pensé que conocería más o menos el contenido. Por un lado, porque conozco a Ibone desde hace muchos años y hemos compartido opiniones y lecturas sobre el tema y conozco su excelente trabajo de activista por un parto respetado. Y por otro lado, porque soy madre de tres hijos y he vivido la experiencia de parir. Sin embargo, el libro me atrapó inmediatamente, a ratos sorprendiéndome, a ratos emocionándome, recordando mis propias vivencias, y a ratos, también, indignándome...

Como en tantos otros temas que nos afectan a las mujeres, mi concienciación con el del parto fue paulatina: fui abriendo los ojos a raíz de mis propias experiencias, haciendo un camino desde un primer parto hospitalario convencional, hasta el tercero y último, realizado en casa. Es desde esta experiencia personal como madre desde la que me propongo prologar *Parir*, puesto que no soy ninguna experta en la materia, ni pretendo serlo.

Así, antes de mi primer parto sabía francamente poco del asunto. Había oído del parto natural, incluso del parto en casa... pero nada de eso era mi historia. Yo quería parir en un hospital, con la garantía de tener una atención médica inmediata si el bebe o yo lo necesitábamos. No había hecho ni demasiadas lecturas, ni demasiadas clases de preparación al parto. De hecho, fui solo a una, utilísima, en la que una matrona explicaba muy claramente el proceso físico del parto, lo que más tarde me sería de gran ayuda para sobrellevar el dolor. En general, sentía por el momento del parto más curiosidad que miedo.

Cuando este llegó, me fui al hospital que me tocaba, el de la Concepción/Fundación Jiménez Díaz, en Madrid. En menos de cuatro horas nació Lucas, de manera natural. No pedí la epidural, porque, aunque el dolor era muy intenso, me pareció que podía sobrellevarlo. Lo que no esperaba que se me hiciese tan difícil de sobrellevar fue el trato que recibí: a lo largo de esas cuatro horas me practicaron un rasurado, una lavativa, la rotura artificial de la bolsa, una episiotomía y finalmente la maniobra de Kristeller, todo ello dolorosamente, y sin que nadie me hablara o me avisara previamente. Era, absurdamente, como si yo no estuviera allí. Luego supe, como documenta extensamente Ibone en este libro, que todo eso forma parte de un protocolo rutinario, desaconsejado por la OMS. Tampoco dejaron entrar a mi pareja en el paritorio, con el consiguiente estrés mientras yo le llamaba y él trataba de entrar, hasta que lo consiguió. Luego supimos, cuando el hospital contestó nuestra carta de protesta, que estaban valorando el uso de fórceps, y las parejas no pueden estar en esa eventualidad. El médico que me atendió hablaba constantemente con varias personas, entre ellas alguien más joven, imagino que sería un residente; sin embargo, no podía emplear un momento en informarnos a mí y a mi pareja de lo que estaba sucediendo. Parece que también eso es parte de la rutina. Y que me cosieran dolorosamente la episiotomía sin esperar a la anestesia. Y que se llevaran varias horas a Lucas «a observación» después del parto sin que hubiera podido siquiera tocarlo. Tampoco sabía entonces, como se expone en este libro, que los bebés se quedan alertas y conscientes en las primeras horas después de nacer, de ahí la importancia de estar junto a ellos. Mi pareja tampoco lo sabía, pero intuyó que no era el momento de dejar a Lucas solito, nada más llegar al mundo. Y corrió tras él al «nido», donde lo dejaron dos horas aparcado. Pegando su cara a la de él, le miró y le habló y le besó, mientras Lucas le miraba y le escuchaba, por primera vez en su vida.

Algo de todo esto recogí tiempo después en un corto, *Por tu bien*, en el que Luis Tosar interpretaba a una sufrida parturienta. El pasmo de Luis ante la falta de contacto con médicos y matronas, la falta de intimidad, las intervenciones dolorosas sin mayor explicación... eran mi pasmo en aquel hospital madrileño.

A la mañana siguiente el médico que atendió mi parto vino a verme. Me preguntó qué tal estaba y se felicitó por lo bien que había ido todo. Le dije que sentía que yo lo había hecho bien, pero que ellos me habían hecho daño. Que me había sentido maltratada. Su cara fue de total y sincero asombro. Había sido un parto breve, apenas cuatro horas para una primeriza. Y finalmente no se había complicado ni el niño presentaba ningún problema. El médico, sincera y honestamente, no tenía la más remota idea de qué le estaba hablando. Y ahí me di cuenta de que el maltrato que yo había recibido no era ni más ni menos que lo habitual.

Creo que uno de los grandes aciertos de este libro es que analiza y documenta extensamente el porqué de esta situación, y cómo se ha llegado a ella. Lejos de demonizar o culpabilizar a médicos y matronas, en *Parir* se refleja también cómo viven muchos de ellos esta forma de aproximarse al parto. Porque también ellos son a menudo víctimas de esta violencia obstétrica: particularmente reveladores, y estremecedores, son los testimonios en los que algunos dan cuenta de la masificación y el estrés con el que trabajan y de su sentimiento de culpa y de impotencia ante el trato que a menudo se da a las parturientas en los hospitales.

Parir analiza también, y esto es fundamental, lo que pensamos del parto, lo que sabemos, lo que históricamente ha sido el parto, y lo que está en nuestro imaginario colectivo. En mi segundo embarazo acudí de nuevo a la preparación al parto y me encontré con una matrona distinta de la primera vez. Al contrario que aquella otra, en lugar de informar, esta se dedicaba clase tras clase a inculcar miedo. Ponía vídeos truculentos de partos difíciles para justificar las cesáreas, contaba historias de desgarros espeluznantes, para justificar la episiotomía... Cuando llegó el tema de la epidural lo ventiló con una frase: si no quieres que te duela, pídela. Le dije que no estaba informando de los efectos secundarios que podía tener la epidural, entre otras cosas. Para mi sorpresa, fueron las propias mujeres las que no querían oírlo. El parto para ellas era un trámite. Un problema. Cuanto más rápido y menos doloroso, mejor. Aquella matrona estaba poniendo su granito de arena al miedo que rodea al parto en nuestro imaginario colectivo. Estaba colaborando para que todas aquellas mujeres fueran pasivamente al hospital, a ponerse en manos del médico para que «les sacaran» al bebé.

Decidí no repetir la mala experiencia del primer parto. Traté de averiguar si sería posible parir sencillamente en la habitación de un hospital con una matrona, como se hace en otros países europeos cuando no se presentan complicaciones, pero vi que no, que si paría en un hospital convencional, sería de nuevo en el paritorio, como si se tratara de una intervención quirúrgica, aun siendo un parto de bajo riesgo, como era el caso.

Así, acudí a Acuario, el hospital de parto natural situado en Beniarbeig, en la provincia de Alicante. Atendida por el ginecólogo Enrique Lebrero, fue un parto también rápido, también doloroso, pero muy bello. Liam llegó cuando quiso, pasadas dos semanas de la fecha prevista. Salió al agua de una bañera en la que me habían invitado a meterme para aliviar el dolor. A pesar de que llegó con cuatro kilos y medio y parecía ya un bebé de un mes, apenas me dieron dos puntos de un pequeño desgarro. Liam salió al agua caliente y luego descansó en mi pecho, plácidamente. Su hermano Lucas había salido tres años antes como un tiro, empujado por la matrona y rompiéndose la clavícula, en un ambiente de estrés y de tensión. Mi compañero cortó el cordón umbilical de Liam cuando este dejo de latir, y dos horas después nos fuimos los tres a casa, donde Liam fue recibido por su hermano y su abuela, y continuó sus primeras horas de vida en el mismo ambiente respetuoso y tranquilo con que había nacido.

En mi tercer embarazo volví de nuevo a las clases de preparación al parto. Allí seguía la misma matrona gore de la otra vez, impartiendo miedo, inculcando obediencia. Esta vez traté de compartir lo que había sentido, sobre todo en mi segundo parto. Quería decirles que, cuando el parto no tenía complicaciones, era seguramente la experiencia más intensa que una mujer puede tener. Quería decirles que no tuvieran miedo, que lo vivieran. Y, sobre todo, quería decirles que no renunciaran a estar en el centro de su propio parto. De nuevo, no lo quisieron oír.

Mi último hijo, Dani, nació en casa atendido por la matrona Anabel Carabantes. También es un servicio que forma parte de la salud pública en otros países de nuestro entorno, pero que no es una posibilidad en Madrid si no era pagándolo. Mi casa cumplía con el requisito de estar al menos a media hora de distancia de un hospital, y era el tercer parto tras dos sin complicaciones. Fue el más rápido y el más doloroso. Pero me dormí junto a Dani en mi propia cama, a las pocas horas de su nacimiento, y sus hermanos lo conocieron por la mañana, antes de ir al colegio. Poco después, Dani paseaba con su padre por el parque, pegado a su pecho.

Parir no ha sido para mí, ni siquiera la primera vez, un trago. Parir ha sido más bien la experiencia más intensa, profunda y animal de mi vida. Es cuando me he sentido, no más cerca de la naturaleza, sino parte de ella. Una amiga me había dicho: te sientes como una vaca. Me sentí vaca, y fiera, y volcán y muchas más cosas. Pero sobre todo sentí una potencia que no sabía que tenía. Una capacidad infinita de desgarrarme, de empujar, de dar. Ibone recoge en su libro los testimonios de varias mujeres que dicen sentir que se van a morir. En mi tercer parto sentí que me estaba partiendo por la mitad. Y, sin embargo, seguí empujando. Aun pensando de verdad que me iba a costar la vida, y el dolor era inhumano, seguí adelante. Y cuando todo pasó, me sentí invencible.

Porque el parto es pura fuerza. Pura potencia. Me pregunto si no será esa la razón, en el fondo, por la que se trata de controlar. Porque si las mujeres somos capaces de sentir que nos estamos muriendo, pero seguimos adelante, es que somos en realidad capaces de todo. Hayas parido o no. Como mujeres, tenemos esa capacidad. Rodearlo de miedo es neutralizar esa potencia. Es, una vez más, echarnos de un espacio que nos pertenece.

Ibone se pregunta en su libro si hay aquí una cuestión de género. Yo sospecho que sí. Las mujeres han ido ganando un lugar en la sociedad a fuerza de luchar. Primero fue el voto, para tener el rango de ciudadanas. Después hubo que salir de la casa, que era el lugar en el que el patriarcado recluía a la mujer. Y entrar en el mundo laboral. Las mujeres han tenido que pelear por cada derecho que tenían los hombres. Después vino controlar la reproducción y descubrir nuestra sexualidad. Y también el derecho al aborto. En todas estas reivindicaciones se trataba siempre, y aún se trata, de colocar a la mujer en el centro del asunto, de ganar espacios, de ganar control y, en definitiva, de ganar poder. Aunque parezca absurdo, el parto en nuestro país es, por diferentes razones, un espacio más a conquistar. Porque su excesiva medicalización ha hecho que, contra toda lógica, en muchas ocasiones no nos dejen a las mujeres estar en él más que pasivamente. Así, en nombre de las posibles complicaciones que en la mayoría de los casos no se presentan, la práctica más común en los hospitales de nuestro país nos aparta a las mujeres, y también a los bebés, de tener el protagonismo en uno de los acontecimientos más profundos que podemos vivir.

Es obvio que el momento del parto implica riesgo, que está naciendo una vida y, por tanto, es necesario protegerla al máximo. Pero creo que con un poquito de imaginación, y de sentido común, tendría que ser posible que cualquier mujer, sin contar con el dinero para ello, pudiera dar a luz con seguridad, en un ambiente de respeto y de confianza.

El último capítulo de este libro se titula «Alumbrar», que tiene como definición la de dar a luz, pero también, como recuerda la autora, la de «disipar la oscuridad y el error, convertirlos en conocimiento y acierto». Creo que con su excelente trabajo Ibone arroja luz a un tema complicado y controvertido. Y que va a ayudar no solo a las mujeres y a los profesionales de la salud a revisar la aproximación que hacemos al parto, sino que también ayudará en la tarea de recuperar el parto como algo que nos concierne, definitiva y profundamente, a las mujeres.

ICÍAR BOLLAÍN

Prefacio

Esperanza, Madrid, 1 de diciembre 2020

Han transcurrido tres años ya desde que *Parir. El poder del parto* vio la luz, allá por septiembre de 2017. Han pasado muchas cosas. Seguramente las más tremendas para nosotras, las que trabajamos con y para las madres, los bebés y sus familias, hayan sido, en este 2020, la restricción del acompañamiento en el parto durante los peores momentos de la pandemia y el recrudecimiento de la violencia obstétrica con la excusa del coronavirus. Sin embargo, la movilización de usuarias y profesionales ha sido igualmente potente y generalizada: desde Nueva York hasta Madrid, pasando por muy diversos lugares de toda Hispanoamérica, miles de personas se han movilizado dentro y fuera de las redes sociales para proteger a las parturientas y defender la mejor bienvenida posible a los que nacen. Así que, pese a todo, me atrevo a ser optimista: la concienciación sobre la importancia de cuidar el parto y el nacimiento va creciendo, aunque seguramente no a la velocidad que a muchas nos gustaría. No solo eso, esta concienciación —¡por fin!— ha empezado a calar en la agenda feminista. La publicación del informe de la relatora de la ONU en la Asamblea de Naciones Unidas, en julio de 2019, sobre violencia obstétrica sin duda fue un hito histórico.[1]

La comprensión de que los derechos humanos no pueden quedarse fuera del paritorio es fundamental en la lucha por la igualdad. La escucha a los relatos de parto se convierte así en una necesidad urgente: solo desde la empatía y la validación de esas vivencias se podrán promover los cambios para lograr una atención al parto que respete y cuide a las mujeres, los bebés, los padres y las familias, pero también a las profesionales sanitarias que los atienden. Me alegra saber que este libro ha facilitado esas conversaciones y, sobre todo, esa escucha a los relatos de las madres.

En este tiempo hemos continuado investigando y publicando en torno al parto. En concreto, con el grupo europeo en el que participo publicamos en 2018 una investigación pionera sobre el proceso psicológico del parto fisiológico.[2] En 2020 hemos publicado otro trabajo que profundiza en el modelo que describo en este libro: la comprensión del parto como un evento neurohormonal único e irrepetible, con un proceso psicológico específico que incluye un peculiar estado de conciencia (ya

1. Simonovic, D., *A human rights-based approach to mistreatment and violence against women in reproductive health services with a focus on childbirth and obstetric violence*, Biblioteca Digital de las Naciones Unidas, 11 de junio de 2019.
2. Olza, I., Leahy-Warren, P., Benyamini, Y., Kazmierczak, M., Karlsdottir, S.I., Spyridou, A., *et al.* «Women's psychological experiences of physiological childbirth: a meta-synthesis,. BMJ Open 2018;8(10).

popularizado como «planeta parto»).[3] Las implicaciones del modelo, a partir de la comprensión de lo críticamente sensible que es ese escenario neurohormonal al ambiente externo, nos obligan a repensar tanto la atención como la preparación para el parto.

Pero, sinceramente, ahora que miro hacia atrás compruebo que lo mejor de este libro no se encuentra entre sus páginas. Lo mejor de *Parir* son, definitivamente, las historias y mensajes que me han ido llegando a lo largo de estos tres años procedentes de todos los lugares. Los preciosos mensajes de agradecimiento, los relatos de parto, los regalos, las madres que se acercaron en persona con sus bebés en brazos a darme las gracias porque sentían que leer este libro les había ayudado a darles el mejor recibimiento posible: un nacimiento respetado. Ahora recuerdo especialmente a una de ellas: vino con su bebé de poquísimos días colgado en un foulard cuando ya acababa mi turno de firmas en la feria del libro de Madrid. Me dijo: «Se me ha olvidado traer el libro para que lo firmes, pero no quería dejar de venir a darte las gracias: he tenido un parto precioso». En vez de firma se llevó un abrazo, que ahora recuerdo con la emoción añadida que genera la nostalgia de esas cálidas muestras de afecto. Otra madre publicó lo siguiente en sus redes pocos días después de dar a luz: «Mi cuerpo sabe parir y mi bebé sabe nacer, esa frase del libro *Parir* fue mi mantra durante todo el trabajo de parto». Hay muchos, muchí-

---

3. Olza, I., Uvnas-Moberg, K., Ekström-Bergström, A., Leahy-Warren, P., Karlsdottir, S.I., Nieuwenhuijze, M., *et al*, «Birth as a neuro-psycho-social event: An integrative model of maternal experiences and their relation to neurohormonal events during childbirth», PLOS ONE, 28 de julio de 2020;15(7):e0230992.

simos más; algunos profundamente emotivos, como los que me han escrito padres tras acompañar a sus parejas y recibir a sus bebés pudiendo vivir el parto desde un lugar entrañable, de amor y respeto.

Tampoco están en el libro las reflexiones que este ha suscitado entre los profesionales de la atención al parto. Las matronas que han ido regalándose el libro unas a otras o dejándolo como lectura en el office del paritorio; los obstetras que me han escrito compartiendo reflexiones sobre las posibles consecuencias de la oxitocina sintética; las que, en mi vista a Chile en diciembre de 2019, vinieron a verme desde países como Colombia o Uruguay para contarme cómo estaban transformando sus lugares de trabajo…

Es muy bonito ser parte de todo este trabajo colectivo. Es precioso poder ir construyendo juntas esta narrativa, promoviendo cuidados perinatales sensibles con los traumas, sanando de manera colectiva heridas antiguas a través del relato y la palabra. Es definitivamente esperanzador empezar a poner los cuidados en el centro de la vida, desde su mismísimo inicio.

Con gratitud,

IBONE OLZA

1

Parir

Dicho de una hembra de cualquier especie vivípara: Expeler en tiempo oportuno el feto que tenía concebido.

Diccionario de la Real Academia Española

Parir: un trabajo y un acto muy potente, intensísimo, trascendente, que poco tiene que ver con la definición que aparece en los diccionarios. La Real Academia de la Lengua Española define parir como «expeler en tiempo oportuno el feto que tenía concebido». Expeler un feto, ¡caramba! ¿Alguna madre diría que parir es expulsar un feto? No lo creo. Entender el parto como una expulsión implica que parir tenga que ser algo inevitablemente doloroso o desagradable, no sé si para la madre, para el bebé o incluso para ambos. El diccionario de María Moliner define de forma muy similar parir como: «realizar las hembras de los animales mamíferos la función de expulsar al exterior al hijo que han concebido». Al menos habla de hijo, y no de feto, pero sigue siendo una expulsión. Probablemente ambas definiciones reflejen el legado de la bíblica maldición: «parirás con dolor». Y tal vez la idea de expulsión aluda también a ese abandono de lo que muchas veces se ha considerado el verdadero paraíso terrenal: el útero materno.

Las definiciones médicas de parto van en la misma línea: «Expulsión de un (o más) feto(s) maduro(s) y la(s) placenta(s) desde el interior de la cavidad uterina al exterior.» La verdad es que estas definiciones distan bastante de la manera en que yo, tras unos cuantos años estudiando e investigando sobre el parto, definiría parir. Para empezar, hablaría de salida y no de expulsión. Es muy distinto que salgas a que te expulsen, ¿no? De bebé, y no feto; vientre materno o útero; y madre o mujer. Y también de viaje, de transformación, de vivencia. Y es que todas esas definiciones en cierto modo reflejan una visión puramente mecánica del parto, en la que falta por completo la vivencia de la madre y la del bebé. No se nombra a la madre, ni sus emociones o su psicología, y al bebé se le llama feto y parece flotar en una cavidad uterina suspendida en algún espacio exterior. ¿Cabe un reduccionismo mayor de un evento que suele quedar grabado profundamente en la memoria y que por su intensidad y excepcionalidad se dice que solo puede ser comparado con la muerte? (Held, 1989).

Hasta qué punto el parto puede ser intenso y maravilloso es algo que no aprendí en la Facultad de Medicina, lamentablemente. Ahora, al recordar lo que nos enseñaban en la carrera de medicina sobre el parto, me vienen imágenes de pelvis y diámetros y planos por los que tenía que pasar la cabecita del bebé, al que llamábamos siempre feto, las diferentes maneras y los lugares en los que la cabecita podría quedar atascada, y en cómo sacarla si se quedaba atravesada más arriba o más abajo de esos planos pélvicos, es decir, si los médicos tendríamos que intervenir por arriba (cesárea) o por abajo (con fórceps, ventosas o episiotomías) para extraer al bebé antes de que sufriera por falta de oxígeno en el parto.

Visto así el parto nos parecía algo enteramente mecánico que solo la cirugía podría solucionar si se complicaba. Por encima de todo subyacía la idea de que el parto era algo peligrosísimo que los médicos debíamos vigilar muy atentamente, prestos a rescatar a bebés y madres de las imprevisibles catástrofes naturales que en cualquier momento podían acontecer. Los cuerpos de las madres se percibían como algo bastante imperfecto y el canal del parto como un peligroso lugar donde era fácil morir asfixiado. Los bebés tenían que llorar nada más nacer, se les sacudía cabeza abajo, y de forma rutinaria se les metía una sonda por el ano y otra por la nariz para comprobar la permeabilidad de los orificios. ¡Duele solo de pensarlo!

Han pasado ya más de veinte años y no solo mi visión del parto ha cambiado por completo, también la de los investigadores y profesionales de la atención obstétrica se ha transformado. Los científicos ahora investigamos los cambios que suceden en el cerebro, mejor dicho, en los cerebros, en torno a la reproducción, maternidad, paternidad y crianza de los mamíferos. Es bonito ir comprendiendo y desentrañando todos los mecanismos que ha desarrollado la naturaleza para garantizar que las madres cuiden a sus crías tras el parto y nacimiento, diseñados para que el primer encuentro madre-bebé sea amoroso, saludable y en cierto sentido casi adictivo. Es además un alivio poder comprender la fisiología y desde ahí confiar, sabiendo hasta qué punto la naturaleza ha perfeccionado el parto de la especie humana. Claro que ahora entendemos que muchísimas de las intervenciones que hacíamos de manera rutinaria en los partos eran más peligrosas y dañinas que no hacer nada. Aceptar esto, que aquello que se hacía, pensando en prevenir o tratar, pudiera en realidad poner en peligro o hacer daño, algo que es relativamente frecuente en la historia de la medicina, resulta especialmente difícil en el ámbito de la obstetricia. Y doloroso. Es terrible pensar que intervenciones o técnicas que se introdujeron como mejorías para la salud de madres o bebés en realidad pueden haber causado mucho más daño que beneficio, contribuido a la mortalidad, o pueden tener consecuencias a largo plazo que nadie imaginó. El ejemplo más ilustrativo tal vez sea el uso masivo de la oxitocina sintética para acelerar los partos, que ahora se piensa puede ser uno de los múltiples factores que esté favoreciendo la actual epidemia de autismo (Gregory, Anthopolos, Osgood, Grotegut y Miranda, 2013).

Lo que tampoco nos enseñaron en la facultad fue la riqueza y la profundidad del parto desde el punto de vista psíquico. Lo potente que es la dimensión incomparable de la vivencia. Años escuchando relatos de parto de mujeres de todo el mundo me han enseñado mucho sobre la simpleza de la vivencia por un lado y sobre su complejidad por otro. Del parto se puede salir empoderada, cual leona lista a proteger a sus cachorros. Ese poderío está previsto en nuestra naturaleza para facilitar la maternidad y la crianza. Pero también puede ser lo contrario, la vulnerabilidad extrema que vivimos en el parto hace que sea un momento extremadamente delicado, con riesgo de salir muy dañada, herida, rota.

El parto tiene un enorme impacto, no solo corporal, también existencial. Un cuerpo que se convierte en dos también necesita ser comprendido desde la filosofía, como veremos más adelante. Tendremos que preguntarnos por qué muchas mujeres tienen vivencias transcendentales o místicas, de conexión con la naturaleza o la madre tierra cuando están de parto. Por qué hay madres que durante el parto piensan en todas las mujeres que están dando a luz en ese mismo momento a lo largo y ancho del planeta o por qué otras justo antes de parir expresan que «entonces sentí que lo entendía todo, aunque ahora no recuerde que era todo».[4]

Parir, además de irreversible, es imborrable. El parto queda muy grabado tanto en la madre como en el bebé, es un momento de impronta o sellado, que deja una huella indeleble que solo ahora comenzamos a descifrar. Incluso la expresión o activación de por vida de algunos de nuestros genes depende exclusivamente del ambiente celular en el momento del parto como explica la epigenética (Dahlen *et al.*, 2013).

Se investigan las consecuencias del parto en mamíferos. En las ratas con las que se trabaja en los laboratorios, por ejemplo, la gestación dura apenas veinte días y la crianza tres semanas. Se ha comprobado que las consecuencias de algunas intervenciones en el parto solo se manifiestan en las crías cuando los ratones llegan a la edad adulta. ¡Qué difícil poder investigar a fondo el impacto del parto en nuestra especie donde la crianza dura casi veinte años! ¡Con la cantidad de factores añadidos que influyen! ¿Quién podría demostrar, si así fuera, que algunas consecuencias de cómo fue el parto solo se manifiestan en la edad adulta como en otros mamíferos? Para empezar, sería preciso seguir a una cohorte de embarazadas y a sus bebés hasta la edad adulta, y poder con-

---

4. Cita extraída del libro *Parir en libertad* de Raquel Schallman.

trolar el efecto de toda una serie de factores que también influyen a lo largo de toda la infancia y adolescencia... ¡Tal vez sea una imposible quimera! O tal vez, en los próximos años con técnicas de neuroimagen podamos mirar al cerebro de alguien y saber cómo fue su nacimiento o cuánto tiempo fue amamantado.

Lo más fascinante del parto en la especie humana para mí es que cuando nos ponemos a observar desde la neurobiología cómo es el escenario neuroquímico del cerebro en el parto todo lo que nos encontramos son hormonas del amor a raudales que promueven el placer y el bienestar inmediatamente. Lo que ha previsto la naturaleza es que el parto sea dirigido por sustancias producidas en el cerebro de la madre principalmente, aunque también en el del bebé, que hacen que en condiciones ideales nada más nacer la madre esté en un peculiar e irrepetible estado de conciencia en el que todo lo que suceda va a quedar profundamente grabado y en el que lo más fácil es que sienta fascinación y ternura o amor por esa criatura que acaba de salir (mejor que ser expulsada) de su vientre (Olza-Fernandez, Marín Gabriel, Gil-Sánchez, García-Segura y Arévalo, 2014a).

La naturaleza ha primado que parir sea tremendamente intenso, y que en el primer encuentro madre y bebé vivan algo parecido a un flechazo, sobre todo para que la madre desee estar cerca de su bebé durante la mayor parte de los siguientes meses e incluso años. (Hablamos de biología en condiciones ideales de salud, de partos sanos tras embarazos deseados y con situaciones favorables, obviamente.) No solo la madre, probablemente las personas presentes en el parto también se impregnan de alguna manera aún poco estudiada de esas hormonas del vínculo, lo que hará que puedan cuidar con más facilidad de ese bebé. Por eso, entre otras razones, en el parto seguramente tendrían que estar presentes, o cerca, el padre, la pareja u otros acompañantes que la madre pudiera elegir. Además, lo deberían atender solo los profesionales que la madre ya conociera y con quienes se sintiera segura. El llamado modelo de continuidad en los cuidados.

Es interesante preguntarse el porqué de todo esto. ¿Por qué el parto tiene semejante intensidad psíquica? ¿Por qué las hormonas que lo dirigen son las mismas que producen la vivencia amorosa? Quiero pensar que la respuesta está ahí, en el amor. El amor entre madres e hijos o hijas, el amor como base de todo el desarrollo social y comunitario que ha permitido el fabuloso desarrollo cerebral que produce el lenguaje y la inteligencia humana. La evolución ha seleccionado o priorizado el amor como clave para la supervivencia de nuestra especie. Dicho de otra manera: ha sido perfeccionando nuestra capacidad de amar como hemos logrado desarrollar el cerebro y la inteligencia social. El amor y la sociabilidad, la cooperación y el placer, todo está ahí, manifestado en el parto, incluso el amor a la naturaleza y la necesidad de cuidarla. ¡Pero ya me estoy adelantando demasiado! Mejor vayamos poco a poco.

PARIR ES NORMAL

Birth happens: el parto sucede. Una frase que escuché hace muchos años repetir una y otra vez en la lista de correos de la asociación ICAN[5] a Bonnie Cowan: el parto sucede, el parto acontece. Respondía así cada vez que una mujer en la lista expresaba su preocupación al ver que pasaba la fecha probable de parto y nada, ningún síntoma ni aviso de que el parto fuera a comenzar y cada vez mayor presión para aceptar una inducción del parto. Era una lista de apoyo para mujeres que habían tenido cesáreas anteriores y querían evitar una cesárea repetida. En el modelo actual de atención al parto, la preocupación incluye a prácticamente todas las embarazadas: si no te pones de parto antes de determinada fecha te dirán que hay que inducirte, que mejor sacar al bebé ya antes de que sufra o incluso muera en el útero. El miedo a la muerte está omnipresente. Ya casi no se deja que el parto se inicie espontáneamente, apenas nacen bebés en sábados o domingos, menos aún en las clínicas privadas (en este sentido es muy revelador el informe «Nacer en horario laboral», publicado por El Parto es Nuestro en noviembre de 2016).[6] La atención al embarazo está tan medicalizada que ya casi no quedan embarazadas sanas (irónicamente una mamá titulaba así una entrada en su blog: «la extinción de la embarazada sana»).[7] Cada vez es menos frecuente tener un parto de inicio espontáneo, no digamos ya acabarlo sin medicación ni puntos: salir indemne es una rareza.

Así, ¿cómo saber qué es un parto normal? La pregunta aún no tiene respuesta. De hecho, hay en torno al

5. International Cesarean Awareness Network: asociación para la prevención de las cesáreas .

6. https://www.elpartoesnuestro.es/blog/2016/11/28/el-parto-es-nuestro-publica-el-informe-nacer-en-horario-laboral

7. https://deluteroatusbrazos.wordpress.com/2013/08/23/la-extincion-de-la-embarazada-sana/

parto un debate recurrente: según qué definamos como normal atenderemos de una u otra manera. Pero la definición tiene su trampa: ¿qué es al fin y al cabo un parto normal? ¿«Normal» significa habitual? ¿O más bien sano y fisiológico?

La experiencia del parto está muy influida por la cultura y la visión de los profesionales que lo atienden. En general, los estudios sobre qué es un parto normal se han centrado en medidas cuantitativas, fisiológicas e índices de satisfacción global, con menor atención a la subjetividad. Para la matrona Patricia Larkin la experiencia del parto es individual: única, especial, universal, idiosincrática, compleja. Esta autora describe el parto como el proceso físico de transformación hasta convertirse en madre. Está relacionado con los conceptos de «trabajo» y con el de «viaje» de resultado impredecible. Un evento vital de primer orden: hito, rito de paso, un enorme impacto (Larkin, Begley y Devane, 2009). Es universal y a la vez individual. Predecible que ocurrirá e impredecible cómo acabará.

Ina May Gaskin es una partera estadounidense que comenzó a atender partos a finales de los sesenta en una comuna hippy, The Farm («La Granja»). Con los años y sus estadísticas impecables se ha convertido en una autoridad mundial del parto y la matronería. May Gaskin en su definición de parto señala una «mezcla de connotaciones biológicas, espirituales y sexuales» (May Gaskin, 1975). Estos últimos, los aspectos espirituales y sexuales del parto, están habitualmente ausentes de las definiciones obstétricas del parto. Sin embargo, son claves para comprender el parto y saberlo atender, ya que el parto es parte de la vida sexual y las hormonas de la reproducción son las que dirigen tanto el apareamiento como el parto en todos los mamíferos, incluida nuestra especie, como veremos.

Para Sutton, otra matrona de Nueva Zelanda: «el parto normal es un maravilloso proceso cooperativo y dinámico donde madre y feto trabajan conjuntamente para conseguir el nacimiento» (Sutton, 1996). Maravilloso, cooperación, dinamismo... Parece que por ahí nos acercamos a la realidad desde una perspectiva más holística, ¿no? Donde se visibilice, además, que el bebé también participa y coopera con la madre para nacer. La mirada sobre el parto está cambiando: está claro que es necesario introducir la psicología y la vivencia subjetiva en la definición del parto.

La Federación de Asociaciones de Matronas Españolas (FAME) define el parto como: «el proceso fisiológico único con el que la mujer finaliza su gestación a término, en el que están implicados factores psicológicos y socioculturales. Su inicio es espontáneo, se desarrolla y termina sin complicaciones, culmina con el nacimiento y no implica más intervención que el apoyo integral y respetuoso del mismo» (Federación de Asociaciones de Matronas de España, FAME. Vélez-Málaga, junio de 2006). La Asociación de Matronas Radicales del Reino Unido define el parto normal como un «evento puramente normal y fisiológico sin intervenciones». La matrona Debby Gould señala la paradoja: muchas matronas hoy en día creen que el parto natural es normal pero no creen de verdad que el parto normal tenga que ser natural (Gould, 2000).

Como señala Gould, la definición de parto normal mejoraría si se incluyeran las sensaciones de la mujer, en vez de tantas medidas externas y arbitrarias. Ella propone una nueva definición que incluya los siguientes conceptos como necesarios para el parto normal: movimiento y secuencia. Habla del parto como un proceso, con contracciones uterinas dolorosas, regulares, que producen un borramiento y dilatación progresivos del cérvix y un descenso del feto, culminando en el nacimiento vaginal espontáneo de un bebé sano y la expulsión de la placenta y membranas sin complicaciones aparentes en madre y bebé. En resumen, un trabajo duro que produce sensación de logro y un empoderamiento (Gould, 2000). Así visto resulta bonito: sentirse poderosa tras dar a luz sería un buen indicio de que el parto ha sido normal.

Para el modelo médico, sin embargo, el parto solo puede ser normal en retrospectiva, lo que hace que en la práctica el parto normal en presente ¡no exista! El doctor Marsden Wagner en 1994, cuando dirigía el programa de salud reproductiva de la OMS, ya señaló que la hospitalización de la parturienta en sí misma, al ser un ambiente extraño, alteraba la reacción de la mujer y el bebé en el parto. Wagner también dijo que ya no es posible saber lo que es un parto normal porque ¿con qué comparar? Ponía como ejemplo las definiciones tan diferentes que hacen del parto normal los profesionales en función de cuál sea su ámbito: médicos, epidemiólogos, psicólogos, matronas, antropólogos o sociólogos (Wagner, 1994). En la misma línea, Nolan también señaló que, simplemente, pedir la asistencia profesional de una matrona puede producir temor, lo que puede interferir el parto (Gould, 2000).

El debate sobre qué es un parto normal y cómo atenderlo continúa en la actualidad. Ese debate a veces sirve para visibilizar la lucha de poder que se escenifica con frecuencia en los paritorios entre obstetras y comadronas, y que en ocasiones es encarnizada, dejando a madres y bebés heridos en ese injusto campo de batalla que termina siendo el parto. Es triste pero cierto que muchas de las complicaciones más graves del parto se podrían haber evitado con una mejor comunicación entre los profesionales que lo atendían.[8]

PARIR ES PODER

«Parir es poder» fue el lema para celebrar la Semana Mundial del Parto y Nacimiento respetados en el año 2014, el eslogan que eligieron las activistas del parto a nivel mundial para llamar la atención sobre la urgencia de reconocer la importancia del parto y nacimiento (*Birth is empowering*, en inglés). ¿Parir es realmente una cuestión de poder? ¿De qué clase de poder estamos hablando? Las activistas de la asociación El Parto es Nuestro hicieron una presentación que explicaba por qué para ellas parir es poder. Entre otras afirmaciones incluían:

> Parir es poder: las mujeres somos poderosas porque podemos parir. Porque mi cuerpo es mío y mi cuerpo sabe. Parir es poder: sentir, creer en ti misma y en tu bebé porque tu cuerpo sabe amar. Parir es poder, es libertad, parir es poder ser protagonista del parto, poder ser dueña de una misma, parir es poder en confianza y con amor, parir es ser. Parir nos cam-

8. Disponible en: The Joint Commission. (9 de julio de 2008). Behaviors that undermine a culture of safety.

bia, nos recuerda de lo que somos capaces... Parir es poder aprender que nuestro cuerpo es sabio.

Las activistas se refieren al poderío que sienten muchas mujeres tras un parto respetado, concepto que no es sinónimo de parto natural ni de parto no intervenido, ni siquiera de parto vaginal. Y es que tras un buen parto muchas mujeres se sienten capaces de casi cualquier cosa. La sensación de logro es inherente al parto vaginal respetado, como decía Gould. Parir es poder, dicen las activistas, y «podemos parir» es un eslogan de mujeres con cesáreas anteriores que desean intentar un parto vaginal después de una o más cesáreas, lo que se conoce como PVDC. Esta visión del parto como evento empoderador contrasta con la visión negativa de la mayoría de los estudios. Por ejemplo, entre 1996 y 2014 se publicaron 296 artículos sobre emociones y parto, de ellos solo tres hacían referencia a emociones positivas (Hall, 2015). Casi ningún trabajo hacía referencia a la felicidad en el parto, aunque muchísimas parejas lo describirían como posiblemente uno de los momentos más felices de toda su vida.

NOSOTRAS PARIMOS

Parir es un verbo reservado para mujeres u otras hembras mamíferas. Un verbo curioso en el que no cabe la tercera persona masculina. Él no pare, ellos no paren. Solo nosotras parimos o vosotras parís o ellas paren. El único verbo femenino junto con menstruar. Habrá quien piense en corregirme señalando que amamantar también es un verbo solo para mujeres, pero esto no es del todo cierto. Los hombres tienen una muy rudimentaria glándula mamaria y hay algunos casos documentados de hombres que han llegado a amamantar, algo que ya mencionó el viajero Humboldt en 1814 al describir a un viudo de un pueblo del Caribe que amamantó a su bebé durante los primeros tres meses y que posteriormente ha sido observado en más casos. Por el mismo motivo el cáncer de mamá también puede afectar a los varones.

Los hombres no paren, aunque en algunos entornos ya se empieza a especular con la posibilidad en un futuro de trasplantes de úteros que permitan gestar a los varones. Pero me temo que, incluso si llega ese disparatado futuro, parir seguirá siendo un acto exclusivo de las mujeres. Aunque es cierto que algunas personas transexuales, nacidas con cuerpo de mujer que luego se han sometido a tratamiento hormonal masculinizante han gestado, parido e incluso amamantado y se definen como ¡padres gestantes![9]

Parir es además un verbo que casi nunca se usa en presente: yo parí o tú pariste. No solemos decir «yo paro». Aunque tal vez esto tenga que ver con los reducidos índices de natalidad actuales, igual las mujeres que tienen cinco o más hijos si afirman «yo paro» de tal o cual manera... Sin embargo a menudo se utiliza en futuro, como afirmación: «pariré en el agua» o «pariré con anestesia epidural», o «pariré en tal clínica o en mi casa»; o como deseo, ruego o hasta petición «pariré si puedo»,

9. http://www.larazon.es/sociedad/un-britanico-el-primer-europeo-en-anunciar-que-esta-embarazado-DA14274304

«pariré si todo va bien», o «si me dejan». Muchas mujeres intuyen o entienden que necesitarán permiso para parir como les dé la gana o en la postura que les pida el cuerpo.

En los últimos años el parto y el nacimiento están siendo analizados con nuevas miradas y perspectivas, no exclusivamente obstétricas. Desde la filosofía y la antropología hasta la arquitectura, el derecho, la economía y las neurociencias. El reduccionismo tiene los días contados. En el centro del debate, no están solo las cifras sobre cesáreas o epidurales, también las reflexiones sobre el papel social de las madres, la transformación que viven la medicina y la obstetricia en la encrucijada entre la tecnología y la irrupción de nuevas generaciones de usuarias que reclaman ser protagonistas de sus cuidados. Igualmente, el debate entre matronas y obstetras sobre la atención al parto «normal» y los lugares en que ofrecer dicha atención continua mientras persisten las dramáticas cifras de mortalidad perinatal en algunos países del mundo y en otros se comienza a legislar en torno al novedoso y revelador concepto de violencia obstétrica, como veremos más adelante.

Me preocupa pensar que puede ser que en el futuro parir sea algo infrecuente, incluso excepcional. Ya lo es en algunas clínicas de maternidad de América Latina o Asia donde las cesáreas suponen el 90 % de los nacimientos. En Estados Unidos la mortalidad en el parto está aumentando alarmantemente en la última década. Mientras, la OMS alerta sobre el maltrato y la violencia en los partos como un problema global (Lukasse et al., 2015). El miedo se ha instalado en la atención al parto: lleva décadas ahí, gobernando a sus anchas. Parir da miedo si se percibe como una expulsión, un peligro, un doloroso paso por un angosto canal. Parir parece difícil si se percibe el cuerpo de la mujer como algo defectuoso e imperfecto, una versión mal acabada del cuerpo masculino, como tradicionalmente hizo la androcéntrica ciencia médica.

Probemos a ver el parto como un viaje, un destino que conlleva uno o varios premios, una oportunidad única de transitar nuestros cuerpos y conciencias. No trataré de convencer a nadie de las bondades del parto natural porque creo que las intervenciones también tienen cabida cuando los partos o los bebés vienen mal. Comprender todo lo que conlleva y moviliza un parto a todos los niveles facilita, además, que el resultado sea óptimo y saludable, no solo a corto plazo, sino también a largo. Ampliemos la mirada sobre el parto.

2

Estar de parto

> Ojalá pudiera dilatar ese renovado estado de conciencia que emerge fugazmente cuando me convierto en túnel entre dos mundos al dar a luz.

> ANA CASTILLO

«Renovado estado de conciencia...»[10] Las hermosas palabras de Ana Castillo, madre de cinco hijos, indican lo que conlleva estar de parto: una genuina alteración del estado de conciencia. Estar de parto es una manera diferente de estar en la realidad, de percibir el mundo, de sentir los estímulos sensoriales, de vivir el paso del tiempo. Un estado alterado de conciencia. Popularmente se le llama el «planeta parto», pero es algo que no ha sido investigado apenas como tal, ni tenido en cuenta a pesar de que si escuchamos con atención lo encontramos en muchísimos de los relatos de sus partos que hacen las mujeres.

10. https://www.elpartoesnuestro.es/relatos/un-parto-en-mau ritania

Hay clases, revistas, libros, infinidad de materiales y profesionales de todo tipo que se dedican a preparar a las embarazadas para el parto. Casi siempre esa preparación consiste en explicar las clásicas fases del parto, los mecanismos físicos y biológicos que lo desencadenan, las posturas... e incluso cosas tan obsoletas y absurdas como «enseñar a respirar». En muchos lugares, todavía se prepara a la mujer para aceptar todo tipo de técnicas o procedimientos que se le harán en el hospital, estén o no indicados. Por desgracia, en muchos sitios la preparación aún es para la «sumisión en el parto», dando mensajes seudotranquilizadores a la mujer del tipo «no te preocupes, que en el hospital todo estará controlado», «tienes que confiar en que los profesionales harán todo por tu bien y el de tu bebé», etc. Un adiestramiento.

El tema de que la mujer tenga que recurrir a los profesionales para saber si está o no de parto y cómo avanza el mismo viene de muy lejos, aunque no siempre fue así. En obstetricia clásicamente se suele hablar de tres fases en el parto: dilatación, expulsivo y alumbramiento. Resulta que estas fases fueron definidas por hombres a mediados del siglo XIX (Barnes, 1883; Coffin, 1853). Ya en el siglo XX, a mediados de los años cincuenta, Friedman añadió las fases latente y activa dentro de la primera fase del parto (Friedman, 1954). La hipótesis de Friedman era que la dilatación cervical (es decir, el cómo se va abriendo el cérvix o cuello del útero) es el marcador más importante y suficiente del progreso del parto. (Además se añadió el criterio de que la dilatación tiene que avanzar a un ritmo de un centímetro por hora.) Esto caló profundamente en el discurso y motivó un cambio importante: desde entonces las mujeres tenemos que recurrir a los profesionales para saber si estamos o no de parto. No se espera que las mujeres exploremos nuestro propio cérvix, así que dependemos de los profesionales. Solo algunas matronas independientes, como la canadiense Gloria Lemay, enseñan a las mujeres a explorar su cérvix[11] y a poder estimar cómo avanza la dilatación. En nuestro entorno también hay matronas como Ascensión Gómez y Blanca Herrera que ofrecen talleres de «autocoñocimiento» en los que además de observar la propia vagina y el cérvix con la ayuda de un espéculo y un espejo se puede aprender de verdad lo que significa el concepto de dilatación.

Desde los tiempos de Friedman se viene diciendo a las mujeres cosas como: «Estás de parto si las contracciones tienen una frecuencia de 3 o más en 10 minutos, tienen una duración de 30 o más segundos, son dolorosas y la dilatación avanza al menos 1 cm/h... El cuello uterino está centrado, tiene algún grado de borramiento o tiene una dilatación de 2 cm.» La visión del profesional está por encima del conocimiento de la usuaria. Se infravalora la intuición y conocimiento de las mujeres, dejándolas en la incertidumbre: ellas no pueden saber de cuántos centímetros están. La mujer tiene que saber cuándo ir al hospital, donde serán los profesionales los que dictaminen si está o no de parto según la dilatación del cuello uterino, es decir, realizando una exploración vaginal no exenta de riesgos (con cada exploración suben gérmenes del exterior de la vagina al cuello uterino). Es difícil saber hasta qué punto esta cultura interfiere y obstaculiza el parto.

Conforme escribo me doy cuenta de lo chocante que es. ¿Para que una mujer sepa si está de parto necesita

11. https://iboneolza.wordpress.com/2015/08/09/como-explorar-tu-cervix-de-gloria-lemay/

que alguien le introduzca los dedos por la vagina hasta el cérvix y le diga cuán dilatado está el cuello de su útero? ¿No es extraño? Si además pensamos que cada vez que un profesional introduce sus dedos en la vagina puede llevar bacterias del exterior al interior aumentando el riesgo de infección, no solo parece extraño, sino posiblemente peligroso. ¿Cuántos bebés son hospitalizados nada más nacer por presentar signos de una infección debida precisamente a esos tactos vaginales hechos para determinar cuán dilatado estaba el cuello del útero? Imposible de valorar actualmente, no hay cifras. Por no hablar de la cantidad de mujeres que han tenido que escuchar al llegar al hospital que no estaban de parto para luego parir en breve en el lugar tal vez menos adecuado para ello porque el parto ha avanzado muchísimo más rápido de lo que dictaminaron los profesionales. Pero volvamos a la vivencia del parto y cómo perciben las mujeres el inicio del mismo...

Lo cierto es que la voz y las emociones de las mujeres no han sido tenidas en cuenta en las descripciones del parto, los libros de obstetricia no hablan de lo que sienten las mujeres. Sin embargo, para las mujeres estas fases clásicas del parto son algo «oscuro e intangible» según un estudio; aunque sí sabían decir cuándo se había iniciado el parto. Todas describieron el parto como un proceso continuo: no diferenciaban fases dentro del parto (Dixon, Skinner y Foureur, 2013). Pese a ello, por el discurso dominante cultural y médico muchas necesitan o piensan, por lo que se les enseña en la preparación, que tienen que pedir a alguien externo que les diga en qué fase están. Se entrena a las mujeres para que sepan «cuándo» pueden estar de parto y cuándo deben ir al hospital (Dixon *et al.*, 2013). Se omite en esta enseñanza la enorme variabilidad del inicio del parto. Con lo sencillo que sería decir a las mujeres que ellas sabrán cuándo están realmente de parto. Las matronas expertas suelen señalarlo así: «Si dudas de si estás de parto o no, ¡es que no lo estás!»

En varios estudios se comprueba cuánto llega a angustiarles este tema a muchas madres: hablan del miedo a ir al hospital y que las manden a casa porque aún no estén de parto, de lo embarazoso que esto resulta, o directamente describen no sentirse escuchadas en el proceso de admisión porque al profesional de turno solo le interesaba saber la frecuencia de las contracciones en el tiempo (Eri, Blystad, Gjengedal y Blaaka, 2010a; Eri, Blystad, Gjengedal y Blaaka, 2010b). Dar a todas las mujeres las mismas instrucciones conlleva minimizar la variedad de experiencias posibles en el inicio del parto y genera ansiedad a las madres. En muchos casos se observa como las mujeres inicialmente prefieren esperar simplemente a ver qué pasa y son sus parejas las que las animan a ir cuanto antes al hospital (Eri *et al.*, 2010a). Por lo visto en ese estudio, las mujeres intuyen que es mejor no ir demasiado pronto al hospital, aunque no entiendan muy bien el porqué, y temen sentirse estúpidas si son devueltas a casa. Algunas cuentan cómo se sienten muy vulnerables al llegar a admisión, con ganas de llorar y miedo a sentirse rechazadas (Eri *et al.*, 2010a).

La experiencia del parto es un evento psicológicamente muy significativo en la vida. Las mujeres recordamos nuestros partos toda la vida, con gran detalle y emoción (Simkin, 1991; Simkin, 1992). Lynn Callister es una enfermera norteamericana que ha recorrido el mundo escuchando a las parturientas: Guatemala, Jordania, África, Europa del Este, China o Finlandia, entre otros lugares. Ella cuenta que su propósito con la investigación era dar voz a esas experiencias. Las historias de parto, dice Callister, «son relatos personales basados en la experiencia central de vida de dar a luz» (Callister, 2004). Sus trabajos demuestran cómo mujeres de todo el mundo y de culturas muy diferentes necesitan contar la historia del parto con todo tipo de detalle numerosas veces en los días y semanas que siguen al parto para poder integrar psicológicamente el evento.

Las historias del parto que relatan las mujeres son ricamente descriptivas y merecen ser escuchadas. Los beneficios de compartir las historias de parto, según Callister, incluyen además de la oportunidad para la integración de un gran evento en el marco de la vida de la madre, poder debatir y discutir los miedos y las preocupaciones, así como recuperar las «piezas perdidas» (fragmentos del parto que no se recuerdan con claridad); expresar sentimientos de inadecuación o decepción; obtener una mejor comprensión de sus puntos fuertes, y la oportunidad de conectar con otras mujeres (Callister, 2004). Cuando una madre reciente narra su parto al resto de personas de su comunidad va integrando la experiencia y adquiere un sentimiento de pertenencia al colectivo universal de madres, transgeneracional. Las historias de parto pueden ser relatos de crecimiento, competencia o fortaleza, pero también de fracaso, miedo, derrota. Estudiando esos relatos a fondo, Callister ha comprobado la enorme trascendencia emocional e incluso espiritual del parto (Callister, 2004). Espontáneamente las madres describían el crecimiento personal que supone vivir un parto:

La experiencia del parto me hizo crecer mucho. Aprendí mucho sobre mi capacidad: soy mucho más fuerte de lo que pensaba. El parto me ha hecho sentir mucho mejor con mi cuerpo, ahora conozco mi capacidad mental y física. Sé que soy capaz de mucho más de lo que pensaba. [...]

Fue genial. Me sentí como un héroe: ¡eh, lo he conseguido! No fue nada fácil, nada. Pero ese momento final de empujar al final, cuando finalmente sale... No hay nada comparable en el mundo.

Por ello, Callister insiste a las enfermeras en la importancia de establecer una relación de verdadera escucha: que las mujeres sientan que su perspectiva es importante, de validarla, de que se sientan cuidadas, sin que se sientan juzgadas. Hace especial hincapié en cómo, al escuchar a mujeres de culturas muy diversas, ella ha entendido que el parto es una vivencia espiritual, independientemente de las creencias religiosas de cada una, donde son relativamente frecuentes las vivencias transcendentales, de conexión con la divinidad o con una madre tierra que se percibe como un ser viviente y maternal (Callister, 2004; Callister y Khalaf, 2010).

En la preparación al parto tradicional se omite esta dimensión psicológica y espiritual del parto. El parto es un profundo viaje interior, una vivencia que puede incluso rozar lo místico, seamos o no religiosas. Una experiencia brutalmente intensa, poco o nada comparable al resto de experiencias vitales. Por eso dice la filósofa Virginia Held que como experiencia humana el parto solo es comparable con la muerte (Held, 1989). Conocer la riqueza de la vivencia del parto es importante para que cada mujer pueda vivir su parto de la mejor manera. Comprender todo lo que puede conllevar el parto permite salir siempre reforzada del mismo, independientemente de cuál sea el resultado final.

Esta es mi propuesta: comprender el parto desde la psicología y las neurociencias. Partiendo de lo que cuentan las mujeres, integrar los relatos de las vivencias del parto con la ayuda de la psicología, la neuroendocrinología o incluso la neuroimagen. Si observamos con calma todo lo que sucede durante el parto en el cerebro de la madre y en el del bebé, las piezas encajan mucho mejor que si solo nos quedamos en la mirada más tradicional y reduccionista de la obstetricia sobre la pelvis de la madre o el canal del parto. Intentemos integrar los datos y profundizar en el sentido último o evolutivo de lo que observamos.

En biología casi nada es casual: los procesos que observamos ahora suelen ser el resultado de millones de años de perfeccionamiento y evolución. Mirar la naturaleza e intentar comprender lo que observamos es la base de toda la ciencia. Comprender e intentar descifrar el parto y nacimiento, pensar en el porqué y el para qué de todo este perfeccionado diseño que nos permite iniciar la vida fuera del útero materno es fascinante, aunque todavía las preguntas exceden con creces a las respuestas.

Para ello es preciso comenzar por un somero análisis de lo que sucede en un parto en condiciones ideales de salud, lo que solemos llamar parto fisiológico, donde no son necesarias las intervenciones porque todo va perfectamente: una madre sana pariendo a un bebé sano a término.

Estar de parto significa haber atravesado la línea final del embarazo: la señal de que el bebé está listo para vivir fuera del útero materno sale del cerebro fetal, pasa a la sangre de la madre y llega a su vez inmediatamente al cerebro de la madre (Nathanielsz, 1994). Lo que se pone en marcha entonces es una delicada cascada neurohormonal: infinidad de sustancias pasan a la sangre y van desempeñando su función en los dos cuerpos: madre y bebé. Uno se abre, el otro desciende lentamente en el viaje más corto, más intenso y tal vez más peligroso de nuestra existencia.

Un estudio analizó la hora de parto en 4.599 partos en la Casa de la Maternidad de Madrid entre 1887 y 1892, un tiempo en el que casi no había intervenciones obstétricas ni electricidad (Varea y Fernandez-Cerezo, 2014). Para estudiar la influencia de la luz natural en el parto se observaron dos períodos, en torno al solsticio de invierno y verano, para ver con máxima o mínima luz. Se observó un claro patrón circadiano, siendo el amanecer y la mañana temprana las horas más frecuentes del parto. En invierno más cerca del amanecer, en verano entre las ocho y las doce del mediodía. Estos resultados confirman que el parto humano sin intervención sigue un patrón claramente diurno. La dilatación suele ser nocturna, es decir, la mayor parte de las mujeres dilatarían por la noche y parirían al amanecer. En otro estudio británico de los años sesenta, con más de sesenta mil partos, se observó que la hora más frecuente para dar a luz era entre las tres y las cuatro de la mañana, lo que también apunta a que la dilatación sea eminentemente nocturna (Macfarlane, 1977).

Una vez que se ha desencadenado el parto, en el cerebro de la madre se van liberando las principales hormonas que lo dirigen, es decir, sustancias que pasan a la sangre de la madre y desde ahí llegan al útero y producen las contracciones. Pero además esas hormonas actúan en el propio cerebro materno, y producen este singular estado alterado de conciencia que llamamos «estar de parto» y que hasta la fecha es imposible reproducir de forma artificial en ningún sujeto humano. Es decir, solo una mujer que haya estado de parto puede saber cómo es la vivencia del parto, valga la redundancia. Evidentemente la vivencia dependerá además de las expectativas, la cultura, la psicología y el modo en que sea atendida la parturienta. Pero, además de todos esos factores con mayor variabilidad interpersonal, probablemente subyazca en todos los partos un proceso psicológico común o similar reflejo de los cambios neurohormonales cerebrales específicos del parto. Intentar comprender el sentido de estos cambios y vivencias me parece imprescindible para poder abarcar en toda su complejidad el parto. También para poder comprender posteriormente el efecto de todas las intervenciones que pueden alterar ese proceso psicológico, y sus consecuencias, algo que tradicionalmente tampoco ha sido tenido en cuenta.

Las profesionales de la atención al parto que han podido observar muchos partos no intervenidos ni medicalizados suelen conocerlo bien. Los que solo han atendido partos medicalizados, con goteros, fármacos y anestesia pueden desconocerlo casi por completo. Esto se refleja también en los estudios científicos: en pocos de ellos encontramos que se haya estudiado a mujeres que han tenido un parto sin medicaciones de ningún tipo y en condiciones fisiológicas. Hay muchos más estudios, sin embargo, sobre la experiencia de mujeres que han tenido cesáreas, partos inducidos o instrumentales o con anestesia, que nos sirven de poco a la hora de analizar con profundidad cómo es la psicología del parto en condiciones «ideales». Vayamos por partes.

LA FAMOSA OXITOCINA

Su nombre viene del griego y significa precisamente «rápido» (*oxys*) y «parto» (*tokos*). Es una neurohormona: se produce en dos núcleos del hipotálamo y de ahí pasa a la hipófisis y a la sangre. Tradicionalmente se conocía su efecto sobre el útero, produce las contracciones en el parto y en los orgasmos; y en los pechos: la eyección o salida de la leche durante la lactancia. Luego se vio que también participaba en la erección y muy especialmente en la eyaculación. Poco a poco, sin embargo, se ha ido comprobando como los efectos que produce esta neurohormona a nivel cerebral son extremadamente importantes para la especie humana: participa en todo lo relacionado con la conducta social y sexual del *Homo sapiens*. ¡Incluso tenemos picos de oxitocina cuando acariciamos a nuestros perros o les miramos a los ojos![12]

Cuando tenemos niveles altos de oxitocina en el cerebro sentimos bienestar y confianza (Baumgartner, Heinrichs, Vonlanthen, Fischbacher y Fehr, 2008; Ishak, Kahloon y Fakhry, 2011; Keri y Kiss, 2010), amor y comunión con el otro/a o incluso conexión mística con lo incomprensible o divino. La oxitocina hace que mejoren tus recuerdos sociales (Cardoso, Orlando, Brown y Ellenbogen, 2014). Incluso produce un sentimiento de confianza ciega en la persona que tenemos enfrente, como se comprobó en un experimento en el que se ponía

---

12. Beetz, A., Uvnäs-Moberg, K., Julius, H. y Kotrschal, K., Psychosocial and Psychophysiological Effects of Human-Animal Interactions: The Possible Role of Oxytocin. *Frontiers in Psychology*, (2012) vol 3, 234.

a jugar a *brokers* de bolsa norteamericanos. Los que recibían una dosis de oxitocina intranasal seguían confiando plenamente en el jugador que tenían enfrente incluso cuando sabían que este les había engañado repetidas veces haciendo trampa (Kosfeld, Heinrichs, Zak, Fischbacher y Fehr, 2005).

Cuando suben los niveles de oxitocina en nuestro cerebro nos entran ganas de relacionarnos con los demás desde el cariño: por algo se le ha llamado la hormona de la felicidad. También se le llama la hormona de la vida porque participa en todo lo relacionado con la reproducción de nuestra especie, especialmente con toda la conducta social, sexual, reproductiva (Lee, Macbeth, Pagani y Young, 2009). En la crianza, en el juego, en la elección de pareja sexual, en los masajes e incluso cuando comemos acompañados; en todas esas situaciones participa la oxitocina (Uvnas-Moberg, 1998). Es la hormona que promueve todo nuestro bienestar y placer: algo fundamental para la salud.

Así que conforme avanza el parto van subiendo los niveles de oxitocina en el cerebro de la madre y de ahí la oxitocina pasa a su sangre y llega al útero. Las contracciones uterinas cada vez son más frecuentes, intensas y duraderas. Con frecuencia muy dolorosas. Pero a la vez, la misma oxitocina hace que se vayan liberando en el cerebro otras sustancias que alivian el dolor.

Las beta-endorfinas son los opioides endógenos: sustancias que fabrica el cerebro y tienen un potente efecto analgésico y placentero. Activan el sistema de refuerzo que hace que lo que nos gusta y da placer sea adictivo en muchos casos. Justo antes del parto aumentan los receptores para estas sustancias en algunas zonas del cerebro, lo que junto al aumento de su producción en el parto tiene dos grandes efectos. Por un lado, producen un alivio natural del dolor de las contracciones del parto. Por otro, y tal vez eso sea lo más significativo, son las principales responsables de ese estado de conciencia tan peculiar y característico del parto (Buckley, 2015).

Viaje en el tiempo al planeta parto

Un estado alterado de conciencia conlleva una manera diferente de percibir y estar en la realidad. Para entenderlo se puede comparar con lo que significa tener fiebre alta, o estar intoxicado por drogas o alcohol. En estos estados no se puede responder a los estímulos de la misma manera que cuando estamos en estado de vigilia, es decir, plenamente despiertos. Solo que, a diferencia de esos estados «tóxicos», el estar de parto es algo sano, fisiológico, producido por el propio cuerpo sin necesidad de sustancias externas e indicador de que todo funciona divinamente.

Los diferentes estudios que se han centrado en escuchar la vivencia de las mujeres en el parto natural o fisiológico lo han calificado de viaje interior o emocional, o lo han comparado de forma metafórica con subir una montaña (Simonds, 2002). El uso recurrente de metáforas para describir la experiencia del parto también nos habla de lo incomparable que es, de lo difícil que resulta explicarlo y describir lo vivido.

En 1996 dos matronas islandesas analizaron en profundidad la vivencia que tenían las mujeres de sus partos, la naturaleza de ese viaje interior (Halldorsdottir y

Karlsdottir, 1996). Las mujeres contaron «haber estado en su propio mundo privado durante el parto» y «haber perdido por completo la noción del tiempo». Estar de parto era una sensación inusual, diferente, como describía una mujer, Rose, de veintiocho años y madre de dos hijos:

> ... es una sensación muy extraña. Tienes a mucha gente a tu alrededor, pero tú estás como en otro mundo. Incluso si hay otras personas en la misma habitación, no estamos en el mismo mundo. La gente te toca y, sin embargo, estamos en mundos separados.

Uno de los fenómenos más llamativos es que estando en ese planeta parto sentían que se alteraba su noción del tiempo: «perdí la noción del tiempo, como si me la hubiera dejado dentro de un cajón en mi casa» (Halldorsdottir y Karlsdottir, 1996).

De hecho, la alteración de la vivencia del tiempo se ha observado en otros estudios también: parece ser algo típico del «estar de parto». Cambia la percepción del tiempo, pero no de una forma única ni de la misma forma para todas las mujeres. A veces puede parecer que ha pasado mucho tiempo cuando apenas han sido unos minutos, otras puede tenerse un recuerdo fugaz de lo que en realidad fueron horas (Maher, 2008). En ese cambio de percepción del tiempo las palabras «pronto» o «lento» pueden resultar muy diferentes para la parturienta que está en medio de una contracción, por ejemplo, que para la matrona que atiende el parto.

Cheryl Beck en 1983 hizo un sencillo experimento con 60 parturientas. Les pidió que calcularan (contaran) mentalmente 40 segundos, una vez durante la fase latente del parto y otra vez en la fase activa. En ambos casos las mujeres erraban: les parecían que 40 segundos duraban mucho más de lo que en realidad duran (Beck, 1983).

Intrigada por estos resultados, la misma autora llevó a cabo un estudio mucho más detallado sobre la vivencia del tiempo intraparto entrevistando largamente a siete mujeres dos días después de dar a luz. Encontró que, efectivamente, la alteración de la vivencia del tiempo cuando se está de parto es algo central y a la vez muy paradójico (Beck, 1983; Beck, 1994).

Por un lado, estando de parto el tiempo les parecía infinito, inacabable, como un tiempo exclusivo del parto. Sin embargo, las mujeres expresaban extrañeza y sorpresa cuando miraban el reloj y constataban cuánto tiempo había transcurrido. En general, aunque la llamada fase de transición era mucho más breve que la fase inicial o latente del parto, las mujeres la recordaban como mucho más larga. La vivencia del tiempo era fluctuante, cambiaba a lo largo del parto y también se transformaba si la mujer se trasladaba al hospital o cambiaba de lugar. Lo describían como algo «raro, extraño, desorientadas...». Era algo central, y tal vez para asimilarlo muchas estaban pendientes del reloj o de los marcadores temporales, hasta llegar el expulsivo. Entonces ya no importaba el tiempo. Las expectativas también influían muchísimo en esta vivencia, lo que llevaba a la autora a concluir la importancia y la necesidad de que las matronas vayan informando a las parturientas de cada pequeño avance en el parto.

En retrospectiva, las mujeres sentían que la experiencia difería de lo que habían percibido. Estando de parto, el tiempo parecía infinito y a la vez detenido, y, sin embargo, al acabar estaban en shock sobre lo que había durado y lo rápido que había pasado todo. Permanecían en un estado de incredulidad. Lo explicaban con frases como: «la sensación más extraña», «no podía creer cuánto tiempo había pasado», «me sentía desorientada en relación al tiempo», «las contracciones parecían durar más de lo que en realidad duraban», «durante todo el parto, miraba el reloj» o «cuando llegaba el dolor un minuto parecía eterno. Pero ahora cuando recuerdo mi parto me parece mucho más corto que las siete horas que en realidad duró» (Beck, 1994).

En este estado alterado de conciencia del parto, muchas mujeres sienten que les cuesta mantener la conversación, necesitan centrarse en sus sensaciones internas, en lo que está viviendo su cuerpo, que es de una intensidad magnífica. Además, se altera la capacidad para pensar: «no podía pensar con normalidad», decía una madre.

«Los procesos de pensamiento no funcionaban con normalidad», señalaba una investigadora. De hecho, no tiene nada que ver lo que vive la parturienta con lo que perciben los que la acompañan. A menudo son estos los que sienten la necesidad de «hacer algo para ayudar» sin comprender que la vivencia de la mujer puede no ser tan terrible como parece.

En Nueva Zelanda existe lo que se llama continuidad de los cuidados. La misma matrona atiende a cada mujer desde el embarazo, en su parto (que puede ser en casa, en una casa de partos o en el hospital) y en el postparto. Un estudio exploró allí las vivencias de 18 mujeres que habían tenido un parto fisiológico y encontró muchas similitudes en el proceso que todas ellas relatan y que las autoras también titularon «el viaje emocional» (Dixon, Skinner y Foureur, 2014). La mayoría notaban el inicio del parto con pequeñas molestias y dolores en el vientre «como cuando tienes la regla». Todas expresaban cierta excitación y emoción por el inicio del parto, «como cuando llega algo muy especial como la Navidad, me sentía excitada» y contactaban con la matrona, tras lo cual querían seguir con su rutina casera mientras esperaban a que se incrementara la intensidad de las contracciones.

En otro estudio se comprobó cómo las mujeres que se sentían excitadas y contentas al inicio del parto tenían más posibilidades de tener un parto vaginal y fisiológico (Nolan, Smith y Catling, 2009). En el estudio neozelandés en todos los casos esta excitación inicial venía seguida de una fase inicial de tranquilidad, en la que las mujeres disfrutaban de estar en casa sabiendo que el parto estaba empezando y esperando a que las contracciones se intensificaran. Se sentían seguras, tranquilas, felices y seguían con las tareas de la vida cotidiana como preparar la comida u organizar a los hijos mayores para que fueran con la persona que les cuidaría mientras ellas parían... No necesitaban aún la presencia de la matrona en ese momento.

Después venía una fase en la que las contracciones eran cada vez más intensas y dolorosas. En ese punto las mujeres necesitaban concentrarse en ellas y estar en un lugar seguro. Las que iban a parir al hospital sentían que había llegado el momento de desplazarse. Una decía: «necesitaba concentrarme en el dolor y en cada contracción». La sensación generalizada era que necesitaban desconectar del mundo exterior, y hablaban de entrar en «la zona» o «planeta parto»: «necesitaba concentrarme en lo que tenía que hacer».

En este punto las mujeres confiaban en su cuerpo, pero a la vez necesitaban prestarle mucha atención. «Te da miedo, pero por otro lado estás ahí, en un lugar muy profundo dentro de ti y no hay nada más, solo tú, ni siquiera tu cerebro está ahí. El universo se encoge y nada más importa, tú solo sabes que tienes que hacer este trabajo y parir a tu bebé.» En ese momento todas perdían la noción del tiempo (Dixon *et al.*, 2014).

Sin embargo, a pesar de estar bastante desconectadas del exterior parece que las parturientas sí están selectivamente atentas a cualquier comentario que hagan las personas que les atienden sobre la evolución del parto. Es decir, aunque esté en su propio mundo (o más bien cuerpo), la parturienta es muy sensible a cualquier cosa que digan o hagan los profesionales que le atienden.

El cómo se comunican los profesionales con las parturientas tiene un efecto muy potente, especialmente en lo referente al tiempo (Leap, Sandall, Buckland y Huber, 2010; Low y Moffat, 2006). Genera mucha frustración pensar que va a ir más rápido, o que te queda menos o más de lo que tú has podido calcular. La información a veces es difícil de procesar en este estado y las mujeres buscan indicadores temporales en sus partos. Se recuerdan con detalle las conversaciones entre los profesionales, aunque no vayan dirigidas a ellas. No necesitan tanto detalle técnico, pero sí información del avance o progreso. Lo bien que recuerdan la comunicación informal entre los profesionales contradice, según algunas autoras, lo que se suele decir de que se concentran en su interior (Halldorsdottir y Karlsdottir, 1996). Por lo visto, están en la introspección y a la vez muy atentas a lo que dicen los profesionales entre ellos y a las caras que ponen. Curioso también si pensamos que la oxitocina hace reconocer mejor las emociones en las caras de los demás, así que es probable que conforme avanza el parto la mujer sea especialmente capaz de percibir las emociones (positivas o negativas) de los profesionales que la atienden, incluso si estos no le hablan a ella directamente.

Esta alteración de la vivencia del tiempo, el no poder pensar con normalidad y el estar en un mundo privado, conlleva sentirse extremadamente sensible y vulnerable. Entonces es necesario relacionarse con alguien que sea igualmente extremadamente sensible y amable, que te ayude, como decía Jean, una mujer de treinta y tres años y madre de cuatro hijos:

> ... te sientes tan increíblemente vulnerable y sientes desesperadamente la necesidad de tener a alguien cerca que sea amable y que se muestre interesada en ti...

Una mujer parturienta es mucho más sensible y vulnerable que cuando no está de parto y esto debería ser una de las claves más importantes para poder atender un parto con seguridad: lo primordial por donde debería comenzar la atención. Conocer y respetar ese necesario estado alterado de conciencia que refleja todo lo que está aconteciendo en el cerebro de la madre y en su cuerpo.

EL ESTRÉS FINAL

Al final del parto se produce una liberación masiva de adrenalina, la hormona del estrés. Justo antes, cuando se ha completado la dilatación, puede parecer que el parto se ha detenido y durante un buen rato no pasar nada. Es lo que Flint llamó fase de «descansa y agradece» (*Rest and be thankful*) en 1995 para referirse al parón en contracciones al final de la dilatación que a menudo precede al expulsivo (Gould, 2000).

En este momento muchas mujeres relatan un cambio en su manera de estar, justo antes de que lleguen las ganas de empujar. Describen, igualmente, un cambio en la percepción del tiempo al final del parto, cuando llegaba el expulsivo:

> ... pensaba que esto nunca iba a acabar. Pensé que me iba a morir... pero entonces empecé a empujar y me sentí mejor de lo que había estado durante todo el parto... (Beck, 1994).

Esta liberación masiva de catecolaminas produce lo que se conoce como reflejo de eyección fetal, descrito por la obstetra Niles Newton en 1966. Newton explicó cómo el Reflejo de Eyección Fetal (REE) auténtico ocurre cuando el bebé nace tras una serie corta de contracciones irresistibles que no permiten ningún movimiento voluntario. En ese momento, según el obstetra francés Michel Odent, las mujeres pueden mostrar una conducta aparentemente irracional e inaceptable: pueden gritar, sudar, ser bruscas o parecer locas. Parecen estar ajenas al mundo. Olvidan todo lo que se les enseñó. Odent describió la conducta de las parturientas en este punto. Pueden tener la conducta más inesperada o bizarra, a menudo muy mamífera, a cuatro patas, con una intensa necesidad de agarrar algo: «si están en la bañera tienen que salir». Sienten la necesidad de desnudarse, o tienen mucha sed, la respiración es más superficial. A veces se muestran rabiosas y golpean la pared con el codo o con la rodilla y justo en ese punto muchas verbalizan un miedo inmenso: «Tengo miedo, me voy a morir», que según Odent es muy importante expresar y no reprimirlo. Esta sensación de muerte inminente, de no poder más, incluso de miedo, es común en muchos relatos de parto y aparece casi siempre justo antes de que salga el bebé. Muy raramente hay desgarros si se produce el reflejo eyección fetal (Odent, 1987).

En el estudio neozelandés también se observaba esta misma secuencia (Dixon *et al.*, 2014). Llegaba un momento en que todas las mujeres se sentían sobrepasadas, con miedo a no poder más, con dolor, miedo, desesperación, y expresaban: «no puedo más, no voy a poder». Algunas sentían más un agotamiento extremo y se dormían entre contracciones. Luego llegaban las ganas de empujar, en algunas de forma gradual y en otras de forma brusca. El dolor cambiaba y pasaba a ser como una quemazón.

A veces, en ese estadio final de empujar con fuerza inusitada, las mujeres tienen vivencias trascendentales, de sentirse poderosas, conectadas con una fuerza superior que empuja sin que ellas lo puedan controlar. La experta partera argentina Raquel Schallman en su precioso libro *Parir en libertad* relata cómo una recién parturienta decía: «En ese momento lo entendí todo y después volví a ser yo. Ahora no sé qué quiere decir "entendí todo", pero en ese momento tuve la sensación de que mi cabeza se había abierto cósmicamente.»

Ana Castillo describía con estas hermosas palabras ese momento al final del parto de su cuarto hijo:

Instantes después mi cuerpo empujaba con una fuerza descomunal que no me pertenece, instintivamente me alcé verticalmente como para ayudarnos de la fuerza de la tierra y apoyé después las manos en el suelo. Grité con todo mi ser y la habitación, hasta entonces en el silencio de las iglesias, se llenó de una voz ancestral que no reconocí como propia y que parecía venir de miles de mujeres antepasadas gimiendo en ese mismo trance. Sentí como si me quebrara en mil pedazos, perdí la conciencia de los límites de mi cuerpo y pasó, de nuevo al igual que las otras veces, como una ráfaga, el convencimiento de que me moría. Ese último grito puso fin a los susurros y abrió paso a sollozos, risas, exclamaciones y el llanto de nuestro hijo (Ana Castillo. Parto en Mauritania, extraído de la sección de relatos de la web El Parto es Nuestro).

Al obstetra Frederick Leboyer le preguntaron qué sucede en la conciencia de una mujer en el momento del parto y su respuesta fue: «La mujer que ha tocado las profundidades de sí misma deja de estar limitada en su cuerpo durante el parto. De golpe se vuelve una, con la Madre Divina, es decir, con la vida, con la tierra. Percibe que algo sucede a través de ella. El miedo de la gran experiencia iniciática donde de golpe se caen los nudos del pequeño yo mental. Esta fantástica ampliación del campo de conciencia da tanto miedo que la mujer se defiende de ello desesperadamente. Se agarra a cualquier cosa. Está ahogándose y entonces es preciso que una persona que ya haya vivido esto, que ya se haya ahogado, tenga el coraje de decirle "ahógate", que la deje ahogarse, morir. Pero a menudo se muere ante nuestros ojos: he visto a mujeres volverse blancas, verdes, tener sudores fríos, su cara se hundía como la de una agonizante. Han pasado por la muerte, después han vuelto a la vida.»[13]

13. http://www.holistika.net/parto_natural/parto_fisiologico/ entrevista_con_el_dr._frederick_leboyer.asp

Nada más nacer el bebé, algunas mujeres están en una especie de estado de shock. Necesitan un rato para «volver»: algunas ni siquiera se pueden creer que hayan parido. Las palabras de las mujeres en un estudio australiano con veinticinco madres primerizas muestran la profundidad de la experiencia psíquica del parto, a la vez inspiradora y sobrecogedora, cuando el cuerpo que la mujer conoce se divide para convertirse en dos. Puede requerir cierto tiempo integrar este cambio físico y conceptual. Varias de las participantes señalaron cómo, cuando vieron a sus bebés por primera vez, su primera reacción fue exclamar: «¿De dónde ha salido este bebé?» Inicialmente les parecía extraño sentir que sus bebés estuvieran separados de su propio cuerpo. Unas necesitaban integrar despacio, otras directamente sentían una inmensa alegría (Lupton y Schmied, 2013a).

Las mujeres que dieron a luz sin anestesia contaban que se sintieron sorprendidas por la intensidad de la sensación física al dar a luz. Habían tenido dolor, pero también muchas hablaban de haberse sentido muy vulnerables en la segunda fase del parto, cuando el bebé desciende por el canal de parto. Una de las entrevistadas describió cómo era sentir el cuerpo abriéndose al mundo, como si sus límites se fueran extendiendo y ampliando: «El hecho de que tengas que abrirte tantísimo hace que te sientas desnuda y muy expuesta a ti misma y a los demás, con la expectativa de que aún tienes que abrirte más.» Estas madres decían que el agotamiento tan brutal y el dolor que a menudo sintieron en el parto vaginal las ayudaron a aceptar el hecho de que su bebé estuviera fuera de su cuerpo, mientras que en el mismo estudio las madres que parían por cesárea o con anestesia referían mayor dificultad para integrar la experiencia posteriormente (Lupton y Schmied, 2013b). Como si al no haber recorrido el viaje emocional del parto vaginal fuera más difícil aceptar la llegada al destino.

Algunas madres querían tener contacto inmediato con su recién nacido, y se lo acercaban ellas mismas al cuerpo. Otras necesitaban mirar a un lado, o incluso tomarse un tiempo antes de sentirse listas para acercar el bebé a su cuerpo. Era, según las autoras, como si necesitaran restablecer un límite entre lo que estaba pasando dentro y fuera de sus cuerpos para aceptar e integrar la experiencia del parto (Lupton y Schmied, 2013b). Una mujer que acaba de parir puede necesitar un tiempo para integrar una alteración tan profunda conceptualmente y a la vez tan física de su propio yo (Lupton y Schmied, 2013).

La partera Raquel Schallman también describe cómo las mujeres suelen hablar de abrirse y quebrarse cuando se refieren a sus partos. Cuenta en su libro que una madre mientras no paraba de pujar decía: «me parto, me parto». Y, después de que nació su hijo, lo miraba y lo miraba, miraba a su cuñada y a su amiga, y decía, con la mirada alucinada: «no me lo puedo creer» (extraído de *Parir en libertad*, Raquel Schallman).

Pasada esa extrañeza inicial, parece que lo común es querer explorar detenidamente al recién nacido. Aidan Macfarlane ya observó en toda una serie de partos en los años sesenta en el Reino Unido cómo cada madre pasó por un patrón de comportamiento «ordenado y pronosticable» al examinar por primera vez a su recién nacido. «Empezando de forma insegura con la punta de los dedos tocó sus manos y sus pies, y después, pasados cuatro o cinco minutos empezó a acariciar su cuerpo con la palma de la mano, mostrándose cada vez más emocionada al hacerlo. Este examen se prolongó durante varios minutos y luego disminuyó al quedar la madre dormida con el niño desnudo a su lado.» Durante los diez minutos apareció también un paulatino aumento en los intentos de la madre por colocar al niño y a sí misma en una posición tal que ambos pudieran mirarse a los ojos. Si el padre estaba presente hacían algún comentario de lo mucho que se parecía el bebé al padre, como si quisieran facilitar la vinculación de ambos. Según este autor en todos los casos en los que la madre registraba un éxtasis o un momento máximo durante el nacimiento, su marido había estado presente en la sala (Macfarlane, 1977).

Tras dar a luz de forma fisiológica las madres hablan de sentir una inmensa alegría, un sentimiento de empoderamiento, de fuerza, de ser capaz de casi cualquier cosa. Hablan del bebé y de la alegría de verle. En general, justo después del nacimiento las madres expresan sentir: «alivio, felicidad, orgullo por haberlo logrado». Y su mente vuelve a estar alerta y muy pendiente de todo: «Recuerdo sentirme agotada, en la zona, no poder más... y de repente, zas, no sé si fue adrenalina o qué, pero de repente estaba superdespierta, feliz y alerta...», «te despiertas, tu mente va superrápido para ver si todo está bien», «cuando nació la niña sentí como si de repente me hubiera despertado» (Dixon *et al.*, 2014).

Según Michel Odent, tras la salida del bebé las madres pueden estar en éxtasis, incluso en estado orgásmico. En retrospectiva suelen recordarlo como un estado emocional felizmente trascendente (Odent, 2009). «Sentí una alegría inmensa que no había sentido en mi vida ni imaginaba que pudiera sentir» (Leap *et al.*, 2010). Una observación que coincide con la descripción que hizo Daniel Stern:

> Con diferencia, el impacto psicológico más intenso del nacimiento para la mayoría de las mujeres es el sentido de logro y plenitud que sienten después. Euforia, cansancio, agotamiento, victoria y alivio. [...] Un sentimiento muy profundo **de formar parte de la fertilidad de la tierra**, de ser un miembro del mundo, de pertenecer a la eternidad. En esos momentos la madre puede tener una expresión en su cara que ni su marido ni sus amigos pueden haber visto antes, y que nunca olvidarán... tiene una belleza no terrenal (Stern, 1999).

Las mujeres que tienen un parto fisiológico describían lo especial de la experiencia de vida, la sorpresa por lo vivido, y un sentimiento de agradecimiento a Dios y/o a la vida, de grandiosidad y sentimiento de victoria, de éxtasis... ausente en las madres que daban a luz con anestesia. El parto cambiaba su manera de percibirse a sí mismas y sus valores vitales (Dixon *et al.*, 2014). Si les atiende el parto una matrona que ya conocen, las madres salen tranquilas y seguras, sienten orgullo, logro... (Leap *et al.*, 2010).

Lo que no está prácticamente descrito en los estudios y testimonios es el momento que va desde la salida del bebé hasta el alumbramiento o salida de la placenta. Esa ausencia permite que para muchas mujeres sea una sorpresa absoluta descubrir que, aunque el bebé ya está fuera, ellas vuelven a tener contracciones al poco, que pueden incluso seguir siendo muy dolorosas, porque hay que alumbrar la placenta.

PARIR: UN VIAJE INICIÁTICO

El parto es todo un viaje interior, una transición, una travesía que en un momento dado cada mujer debe realizar sola, por muy acompañada y sostenida que esté. Siempre hay un punto en el que eres tú y tu dolor, tú frente a tus miedos, tú frente a tus ganas de escapar, tú frente a tu dificultad para dejarte llevar, para dejar de controlar, para abandonarte y confiar. El viaje en sí mismo parece tener dos partes claras: la dilatación o trabajo de parto y el expulsivo o nacimiento. En el trabajo de parto suele haber dolor y al final sensación de agotamiento, de que nunca acaba o de que vas a morir. La segunda parte sería el expulsivo: excitación, despertar, alerta, consciencia del tiempo, miedo a la muerte... «En los dos partos tuve por un rato la sensación de que no iba a salir viva.» Para las primíparas especialmente: sensación de irrealidad. «Da igual cómo y cuánto te prepares, es una experiencia totalmente nueva.»

Cuando ya sientes que no puedes más, cuando el dolor te ciega y te rindes y dices me rindo, entonces pasa el dolor otra vez y llega la calma, la belleza, esa sensación que te da la oxitocina entre contracciones y hace que todo te parezca bellísimo. Sí, el parto es un viaje y una travesía interior, y si lo entiendes y lo vives, el aprendizaje será para todo en la vida, para todas las crisis, para las contracciones que se suceden y en las que no siempre es fácil confiar. Si las mujeres escucharan ese tipo de relatos, si estuviesen preparadas para saber que habrá un momento crítico en el parto, un momento en el que saldrán sus miedos, sus demonios, y pudiesen pensar cómo los afrontarán, qué tipo de ayuda querrán entonces... Si solo con oír una voz dulce que te dice «va todo bien, sigue...» te puede valer o no, o si alguien te recuerda «es tu bebé, déjale nacer, confía en él...». Para ilustrarlo el relato de una madre, Nerea Nara, que dedicó muy especialmente a su doula, Ana Merino:

Me despierta el dolor; las contracciones son agudas y regulares; el mecanismo increíble de la naturaleza se ha despertado, no hay marcha atrás. Siento excitación ante lo desconocido, es como prepararse para una gran fiesta en medio del dolor. Sonrío, sonrío y gimo. Me postro en el suelo con cada contracción —devuélvele a la tierra lo que es suyo—, me doy cuenta de que me encuentro en un estado de ensoñación e hiperconsciencia. Siento tanta serenidad y a la vez tanta energía que quiero quedarme aquí eternamente... quiero poder volver a este momento siempre que lo necesite. Dejarse llevar, ¡disfrutar!, dejarse mecer, pero duele, me resisto, ahora viene, ahora se va —no luches contra el dolor, sumérgete en él— y me voy abriendo, voy comprendiendo, lloro de felicidad y algo luminoso estalla junto a mi ojo izquierdo. Miro al padre de mi hijo y quiero regalarle el secreto, pero no puedo hablar. Él ha comprendido, nos abrazamos. Tengo que deshacerme de mi mente. Sacudo con fuerza la cabeza, no puedo preguntar, ni saber, ni analizar, ni pensar. Por eso hay penumbra; no hay momento del día, no hay adentro y afuera. Creo que tengo que perder el control. No puedo parir con la cabeza, solo puedo hacerlo con el cuerpo, con el instinto, y he de ir mucho más allá. Me siento ligera, aunque sigo inclinándome hacia el suelo. Ah, son reverencias. Ah, soy un animal. Presa del pánico; de repente siento miedo ante la libertad. Nadie me puede indicar si lo estoy haciendo de la manera correcta, porque no existe la manera correcta. Vértigo, y liberación. Más contracciones, grito sin restricciones, es salvaje. ¿Y si es demasiado salvaje? Ahora soy una niña. Lloro, pregunto. Necesito que me digan que lo estoy haciendo bien. Me lo dicen, pero no me consuelo. Me doy cuenta de que no sirve de nada. Me siento sola y perdida, aturdida, casi siento rabia... y entonces dejo de buscar afuera; la única manera de seguir adelante es mirando y escuchando hacia dentro. Más adentro, más adentro está la voz. Ahí. Ahora sí, todo es como tiene que ser. Y continúo, más allá de la experiencia, del umbral del dolor, del tiempo, de todo lo conocido. Es una experiencia iniciática. Si supero esta prueba, habré crecido milenios. Habré retrocedido hasta el principio mismo del cosmos. Ahora hay un obstáculo; es Alén, ¿no quiere nacer? Pierdo mi identidad para que él pueda avanzar. Tengo que hacerlo... pero entonces me difumino, me fundo, pierdo la fuerza, me desvanezco, me hundo. Me voy abajo, muy adentro, demasiado... está oscuro y pesa. Es la muerte; me dejo. Hay alivio, pero no puedo descansar. Temo no poder volver. Temo por la vida de mi hijo, reacciono, me desespero; no tengo poder sobre mi cuerpo, estoy tan exhausta que ya no puedo conectar. Tengo muchísimo miedo, tanto que digo la palabra «hospital», tiemblo. Suplico, me arrastro. Me reincorporo con ayuda. Me animan. Tengo que poder. Tengo que poder. Y puedo. Necesito agarrarme a la gente, a la carne, a la tierra, grito, no grito, soy un grito, ya no sé, estoy fuera de mí, empujo con una fuerza descomunal desde adentro... y mi hijo sale de mí. Y ya no hay nada más. Lo sostengo contra mi pecho, todo alrededor es dulce, es caliente, es una cabeza diminuta en mi mano, es un aullido extático, es sangre, palpita, se mueve... me mira fijamente; es un ser. Se ha creado dentro de mí, ha nacido al mundo a través de mí; es mi hijo, pero no es mío. Es la vida. Es maravilloso. ¡Lo he conseguido! Sí, he muerto y no he vuelto; he ido más allá. He atravesado la puerta, y he nacido a una nueva vida junto a mi hijo.

NEUROBIOLOGÍA: NACEMOS PARA AMAR

Volviendo a la neurobiología es fácil comprender que esas vivencias están facilitadas por los niveles altísimos de oxitocina en el cerebro maternal y de endorfinas. La liberación masiva de catecolaminas justo al final del parto también favorece dos aspectos: el nivel de alerta o la sensación de despertar, y el que este momento quede firmemente grabado en la memoria. Nada más nacer, madre y bebé tendrán el cerebro bañado de estas neurohormonas que facilitan la experiencia amorosa. (Y todavía queda la expulsión de la placenta.) ¿Por qué, para qué? Parece obvio que lo que ha previsto la naturaleza o biología es que las mujeres salgan del parto sintiéndose poderosas, capaces, fuertes y enamoradas de sus bebés...Y que los bebés lleguen esperando ser amados y listos para amar. Las personas presentes en el nacimiento fisiológico probablemente también se sientan vinculadas con ese ser recién llegado de por vida. No solo eso, además muchas madres se sienten conectadas con la madre naturaleza, parte de la vida en la tierra en un sentido profundo y esa conexión puede permanecer: algunas expresan reconocerse en la madre tierra, y en lo sucesivo sentir dolor al ver como esta se daña irremediablemente.

Todo ello cumple una función, tiene una razón de ser: ni más ni menos que la supervivencia de la especie. Que las madres amen a sus criaturas y que cuiden la tierra, que les enseñen a cuidarla. Seguramente esto aún sucede en las escasas culturas primitivas que quedan en la tierra donde todas las mujeres paren de forma fisiológica y que son a su vez los pueblos que mejor saben cómo relacionarse con su entorno natural en un equilibrio que en occidente perdimos hace ya demasiado tiempo. La ecología empieza en el nacimiento, en la relación con el cuerpo propio, en la intensidad de la vivencia, y promueve la supervivencia de la especie.

Este conocimiento sobre la psicología y neurobiología del parto tiene profundas implicaciones también para aprender a atender los partos. Escuchar y observar lo que la mujer vaya diciendo es en sí mismo una manera de saber cómo evoluciona el parto, y a la vez alterar ese estado de conciencia es en sí mismo una intervención que puede obstaculizar el parto y poner en peligro a la madre y al bebé. Como dijo Kloetsman en 1912:

Una mujer sana que da a luz espontáneamente realiza una labor que no puede ser mejorada. Esta labor se cumplirá óptimamente si la mujer siente confianza en sí misma y queda en un ambiente en el que ella constituye el centro (como sería su propia casa).

Pero también conocer la variedad de relatos, experiencias y vivencias que caben en el parto fisiológico debería ser liberador. Es decir, cada mujer podrá estar lista para vivir su parto a su manera. No cabe pues esperar lo mismo, cada parto es diferente. Habrá quien no sienta enamoramiento de su bebé, habrá quien necesite un buen rato antes siquiera de poder reconocer a su hijo o hija, habrá quien recuerde el dolor como algo muy fuerte e intenso y quien describa las contracciones como algo placentero. Caben todas las vivencias, y todo está bien y tiene un sentido. Hasta aquí llega el parto fisiológico, normal, en mujeres sanas que tienen una atención respetuosa. Más adelante veremos como toda esta vivencia se puede alterar, manipular o incluso robar con las prácticas e intervenciones en el parto.

Como dicen las mujeres que han tenido un parto fisiológico (citas del TFM de Ana Castillo):

«Fue mucho más gozoso e intenso de lo que esperaba y mucho más fácil. No podría haber sido más maravilloso.»

«Viví las sensaciones del parto con mucho dolor y con mucho placer, muuuy intensamente, comunicándome con mi hija, sintiendo mi cuerpo, sintiendo la función de las contracciones, del movimiento.»

«Porque sobresale todo lo que esperaba de todo el proceso, jamás habría pensado que valía tanto, tanto, tanto la pena los esfuerzos, las lágrimas, la perseverancia (me costó mucho encontrar matrona) y la confianza en la providencia divina.»

«Mejor aún. Querría poner más nota. Ha sido la mejor experiencia que he tenido en mi vida, era algo que deseaba mucho, pero no sabía que luego vivirlo iba a ser mejor aún. Me vuelven esas sensaciones con cierta nostalgia por haberse quedado atrás en el tiempo.»

3

Nacer

Salir del vientre materno.

Diccionario de la Real Academia Española

Nacer, verbo universal. Todos nacimos, claro. ¿Cómo? El verbo nacer no diferencia la vía de salida, si fue por la vagina o por una incisión quirúrgica en el abdomen materno más conocida como cesárea. Nacer, según la RAE, es «salir del vientre materno». El diccionario de María Moliner lo completa un poco más nombrando a la madre, dice «salir un ser del seno de la madre en que se ha engendrado».

Nacer es salir, qué duda cabe. Pero también es despertar, llegar, abrir los pulmones y ser recibido. Se puede nacer dulcemente, muy despacito, descansando a cada poco, con ternura y fuerza, con confianza y amor. Salir con los ojos muy abiertos y la mirada brillante, ávida por encontrar el rostro y el abrazo de la madre amada. Lo bonito es descubrir que cuando se nace así no se llora, y probablemente no se sufra.

O también se puede nacer forcejeando, siendo traccionado por unos fórceps o una ventosa, tras haber sido empujado por alguien que hacía presión sobre el vientre de la madre (la nada recomendable maniobra de Kristeller) o sintiendo como el canal de parto materno era cortado con unas tijeras.

Hay quien nace sin enterarse, quien estaba plácidamente dormido en el útero materno y es repentinamente extraído en una cesárea sin trabajo de parto previo. Y luego hay quien nace demasiado pronto, más indefenso si cabe, cuando aún tendría que haber pasado semanas o meses en el útero, es decir, prematuramente. Solo o con uno o múltiples hermanos/as. A veces se nace antes o después de otro bebé que fallece en el mismo parto, que nace ya sin vida. Nacer puede significar experiencias y trayectos radicalmente opuestos.

Nacer es finalizar un viaje con un trayecto muy breve si lo medimos físicamente, apenas 10 centímetros de recorrido, pero muy transformador e importante si valoramos el impacto, la incertidumbre, el cambio irreversible que sucede, sin vuelta atrás posible. El único viaje en el que nunca se puede regresar al lugar de salida. Nacer deja una huella duradera, puede que definitiva, que tal vez llegue a condicionar el resto de la vida.

La inmensa mayoría de los que nacimos entre los años sesenta y noventa fuimos separados de nuestras madres nada más nacer. Entonces se acostumbraba a poner al recién nacido cabeza abajo sujetándolo por los pies «para que llorara con fuerza». Luego era práctica habitual introducir una sonda por la nariz y otra por el ano «para comprobar que los orificios estaban perforados», tras lo cual se solía dar al recién nacido una ducha rápida, no siempre con agua caliente. Se frotaba bien a los bebés para quitarles cualquier rastro de sangre o fluidos maternos. Se les vestía y casi siempre iban al nido, una sala en la que habitualmente había otros bebés recién nacidos, cada uno en su cunita. Casi siempre pasaban unas cuantas horas antes de que el bebé fuera reunido con su madre, que en muchos casos podía estar más o menos adormilada tras una anestesia general.

Seguramente este sea un buen momento para detener la lectura de este libro y hacerse la pregunta: ¿y yo cómo nací? ¿Qué pasó conmigo nada más nacer? ¿Y con mi madre? ¿Dónde y con quién pasé mis primeros minutos y horas de vida? Y también la pregunta que sigue y que probablemente más difícil sea responder: ¿cómo me ha afectado mi nacimiento? ¿Qué huella dejó ese primer viaje en mi persona? Aunque no vayamos a encontrar todas las respuestas, tal vez ni siquiera alguna, plantear la pregunta ya sirve para aumentar la conciencia sobre algunos aspectos de nuestros orígenes o de nuestra salud.

¿NACER ES UN TRAUMA?

La idea de que el nacimiento nos puede marcar de por vida ya la lanzaron los pioneros de la psicología perinatal a principios del siglo XX. El primero de ellos fue Otto Rank (1884-1939), psicólogo y psicoanalista austríaco. Rank era el discípulo favorito de Freud, y su mano derecha hasta que en 1924 publicó *El trauma del nacimiento* (originalmente en alemán y en 1929 traducido al inglés). La idea central que planteaba en ese libro era que la primera angustia del ser humano es la separación de la madre al nacer, un conflicto original. Para Rank nacer es el primer trauma porque conlleva dejar el sentimiento de unidad con el todo que según él caracteriza la vida en el útero. Esta tesis disgustó tanto a Freud que dejó de relacionarse con Rank, llegando a negarle incluso el saludo a pesar de haber sido su colaborador más íntimo durante casi veinte años.

Rank sostenía que el trauma del parto era la ansiedad primitiva que se recreaba a lo largo de la vida en numerosas situaciones en las que las personas reviven ese trauma de la separación y sienten, en cierto sentido, que tienen que volver a nacer. Según sintetizaba su biógrafo James Lieberman, Otto Rank vino a decir que «somos expulsados de forma violenta de la dicha del útero, con sensación de asfixia todo el camino. El resto de la vida lo pasamos intentando recuperar la dicha, intentando que el mundo sea nuestra madre o a la inversa, ser madres del mundo. Reprimimos el trauma del parto y los recuerdos prenatales de la dicha, pero lo actuamos representándolos en cada aspecto de la vida y la muerte. Estamos anclados en la vida en parte por la asombrosa ansiedad que nos previene de volver o regresar al estado de *mindlessness* fetal, o del suicidio. La vida es dura, pero los períodos anteriores y posteriores son infinitamente mejores. Estamos atrapados en nuestro estado humano, mitad animal, mitad divino».[14]

Rank ya apuntó que esa ansiedad tenía un marcado componente biológico. Por aquella misma época, la obstetra Marion Kenworthy en 1928 observó que los bebés

14. E. James Lieberman, en el prólogo a la edición inglesa de 1993 de *El trauma del nacimiento*, Dover. (Trad. de la autora.)

nacidos por cesárea lloraban menos.[15] Según Rank, al trauma de nacer le siguen en el desarrollo dos separaciones también traumáticas: el destete y la adquisición de la marcha.

Otto Rank fundó la psicoterapia breve y señaló también cómo la angustia de finalizar la terapia y separarse del analista podía ser similar al trauma del nacer y separarse de la madre. Fue además uno de los primeros feministas de la historia del psicoanálisis: llegó a denunciar públicamente cómo se ignoraba en casi todos los ámbitos la opinión de las mujeres. Influyó en muchos otros autores contemporáneos suyos, como su amigo y colega Sándor Ferenczi, Wilhelm Reich y Carl Jung.

La psicología prenatal continuó avanzando con otros autores como Donald Winnicott, Nador Fodor, Francis Mott, etc.,[16] hasta los más recientes David Chamberlain o Thomas Verny. Todos estos psicólogos, psiquiatras o psicoanalistas han profundizado en la comprensión de cómo afectan las vivencias intrauterinas y perinatales al desarrollo posterior del ser humano. En muchos aspectos, sus trabajos han sido especulaciones en torno a la comprensión de la vida psíquica del bebé en el útero o los primeros meses de vida, a veces basados en inferencias que partían de observaciones clínicas de pacientes adultos. Aunque son teorías atractivas, la parte empírica siempre ha ido muy a la zaga.

15. Kenworthy, M., «The Pre-natal and early post-natal phenomena of consciousness», In The Unconscious: A Symposium, Intro. Ethel S. Dummer, Freeport, NY: Books for Libraries Press, 1966 (Knopf, 1928), pp. 178-200.

16. https://en.wikipedia.org/wiki/Prenatal_and_perinatal_psychology

¿Qué huella dejan las experiencias pre y perinatales en nuestra memoria consciente? ¿Se puede recordar el propio nacimiento? Hasta la fecha los que más se han aproximado a investigarlo han partido de la hipnosis o regresiones, obteniendo resultados muy interesantes pero muy poco sostenibles, al menos desde la evidencia científica actual.

Cuando mi segundo hijo tenía apenas dos años, una noche, tumbada junto a él, mientras esperaba a que se durmiera, espontáneamente me habló de «cuando estaba en tu tripa y quería salir y no podía». A continuación, me contó con nitidez detalles de su nacimiento que me dejaron profundamente asombrada: me parecieron recuerdos reales. Impactada, lo consulté en una lista de correo electrónico de madres, en su mayoría norteamericanas, en donde me encontraba por aquella época, y para mi sorpresa muchas otras madres me contaron que sus hijos de tres o cuatro años les habían hablado espontáneamente de sus nacimientos contando detalles que coincidían perfectamente con lo sucedido y que además nadie les había narrado aún. Entonces yo misma empecé a hacerme estas preguntas, muchas de ellas aún sin respuesta. Aquellas mujeres me recomendaron la lectura de los libros y artículos del psicólogo David Chamberlain y así lo hice. Pocos meses después pude conocerlo en persona en un seminario que impartió en Barcelona en marzo de 2003.

David Chamberlain era una eminencia dentro del campo de la psicología pre y perinatal. Un hombre afable y cordial, que contaba cómo allá por los años setenta, al trabajar con hipnosis, muchos de sus pacientes espontáneamente le contaban recuerdos del momento y la manera de su llegada al mundo.

Según Chamberlain, el nacimiento queda tan profundamente grabado en la memoria que puede ser recordado de por vida, y de forma espontánea durante los primeros años. Muchos pacientes adultos le contaron detalles concretos e inconfundibles de su nacimiento con la ayuda de la hipnosis. «Los bebés, convertidos en adultos, describían lo que experimentaron durante el parto, cómo les trataron las enfermeras y los médicos y qué dijeron e hicieron sus padres.»

Chamberlain decía que sus pacientes después de las sesiones de hipnosis intentaban contrastar la veracidad de aquellos recuerdos: preguntaban a sus madres, padres o personas que estuvieron presentes en su llegada al mundo y se encontraban con que lo que ellos recordaban coincidía mucho con lo acontecido, y que, en su memoria, tenían detalles que aparentemente nadie les podía haber contado. Recordarlo en terapia les servía para integrar los recuerdos y sanar su experiencia en el parto si había sido traumático.

El problema era que, tras hacer una descripción fascinante de las memorias prenatales, Chamberlain afirmaba sin ningún rubor que algunas personas lograban rescatar memorias de vidas anteriores, pre y posnatales. Y ahí confieso que yo ya me declaro escéptica.

Otros autores, como Arthur Janov, creador de la «terapia primal», se sumaron a esta defensa de la demostración de la reencarnación por la vía de las memorias prenatales. Janov, por ejemplo, decía: «Es desconcertante, pero los bebés saben más al nacer de lo que posiblemente podrían haber aprendido en los nueve meses que han estado en el útero. ¿Cuándo y dónde podrían haber aprendido tanto? Una posible respuesta se encontraría en los asombrosos casos de recuerdos de vidas pasadas.»[17]

En cualquier caso, estemos o no abiertos a escuchar sus teorías sobre la reencarnación, hay que agradecer a Chamberlain que se convirtiera en uno de los más firmes defensores del derecho a un nacimiento sin violencia. En uno de sus primeros textos, titulado «Los bebés recuerdan el dolor», recogió la terrible historia de la cirugía de los prematuros: cómo hasta prácticamente los años ochenta se operaba a los bebés sin anestesia bajo la idea errónea de que por su inmadurez cerebral no podían sentir dolor. Muchos de ellos fallecieron en la misma intervención por el shock del dolor.[18] Es indudable que el legado de Chamberlain y de su colega Thomas Verny ha servido para que muchísimas madres, padres y profesionales respeten a los bebés y les cuiden con empatía ya desde la gestación.

Ray Bradbury, célebre escritor de ciencia ficción estadounidense, contó en una entrevista cómo él recordaba perfectamente su nacimiento y algunos detalles nítidos de los tres primeros días de su vida.[19] Muchas otras personas también han expresado posteriormente tener recuerdos conscientes de sus nacimientos o primeros meses de vida.[20]

17. Arthur Janov, *Imprints: The Lifelong Effects of Birth Experience*.

18. http://www.cirp.org/library/pain/anand/
http://www.cirp.org/library/psych/chamberlain/

19. http://www.tangentonline.com/interviews-columnsmenu-166/1864-classic-ray-bradbury-interview

20. https://www.theguardian.com/notesandqueries/query/0,,-2899,00.html

El caso más fascinante de recuerdos del propio nacimiento para mí es el de Dalí. En su autobiografía, *La vida secreta de Salvador Dalí*, el pintor surrealista describía su «nacimiento intrauterino» con imágenes. Aludía a un cuadro que pintó con diecisiete años, aunque durante muchas décadas quedó en el olvido y solo después de su muerte fue recuperado y reconocido como obra original de Dalí.

La historia de ese cuadro, *El nacimiento intrauterino*, bien merecería una película. En 1988 un biólogo y pintor mallorquín, Tomeu l'Amo, encontró un lienzo olvidado en un almacén de Girona y lo adquirió con la intuición de que podía ser de Dalí, como finalmente se demostró. Un cuadro que representa a una figura desnuda rodeada de ángeles en un difuso paisaje nuboso.[21] Tomeu dedicó los siguientes treinta años de su vida a cuidar y estudiar el cuadro desde todas las perspectivas, hasta que finalmente en 2014 presentó la obra demostrando la autoría de Dalí.

El cuadro me recuerda los dibujos que muchos niños hacen a la edad de tres o cuatro años: círculos con espirales interrumpidas por vectores, casi como incipientes mandalas. Según Arno Stern, pedagogo que lleva más de setenta años facilitando y observando el dibujo libre de niños y adultos,[22] todos los seres humanos tenemos una «memoria orgánica» que es universal y que se expresa a través del dibujo libre y espontáneo. En sus viajes por todo el mundo comprobó que niños y adultos realizaban las mismas figuras y dibujos en todas partes, y lo relacionó con esas memorias de los primeros momentos de

---

21. http://www.nacimientointrauterino.com/
22. https://www.youtube.com/watch?v=aKx-0R0evIM

la vida, lo que él llamó la formulación. Viendo el cuadro de Dalí, me viene el recuerdo de esas formas que dibujan los niños pequeños cuando se les permite dibujar libremente (como se facilita en la educación creadora inspirada en las enseñanzas de Arno Stern) y me surge la pregunta: ¿será que de muy pequeños todos, si nos dejan, dibujamos el propio nacimiento? ¿Serán esos dibujos una forma espontánea que tienen los más pequeños de sanar o integrar los recuerdos de su nacimiento?

Algunos psicólogos y terapeutas también han especulado que según como sea el nacimiento se tendrán posteriormente unas dificultades u otras. Varios se han especializado precisamente en tratar esos traumas, como William R. Emerson mediante técnicas de regresión, visualización, etc. Simplificando señalan que si se nace por cesárea programada o con fórceps se tendrán unas u otras dificultades (dificultades a la hora de tomar decisiones, inhibición conductual, etc.).[23]

El problema desde mi punto de vista es que aún falta mucho para poder demostrar de manera científica las hipótesis en esta área, ya que muchas de estas teorías son solo eso, teorías más o menos atractivas o especulativas, pero con ninguna prueba que permita demostrar que esos recuerdos o sensaciones son genuinos. Por otra parte, no están exentas de un alto riesgo de manipulación, uno de los efectos adversos más terribles de las psicoterapias y de los que menos se habla. Personalmente, me parece acertado pensar que la manera en que venimos al mundo nos puede afectar o incluso marcar en muchos aspectos, pero creo que es importante seguir investigan-

23. https://www.youtube.com/watch?v=3HK1k7JUqik&feature=youtu.be

do precisamente para descifrar esa huella, esa vivencia e incluso esas memorias desde la evidencia científica. Recuperar la propia historia será el primer paso: saber cómo vivieron el embarazo los padres y especialmente la madre y conocer al detalle el relato de como nacimos es, sin duda, un paso importante para poder ser conscientes de esa huella y poder sanar las posibles secuelas.

Si intentamos comprender el nacimiento desde la neurociencia tal vez podamos aclarar algunos aspectos o al menos acercarnos a ellos desde otro lugar menos inquietante. Veamos primero qué puede vivir o sentir el bebé en el parto para luego abordar la cuestión de la huella que todo ello puede dejar en la salud, en el cerebro y en la psicología del recién nacido tal vez de por vida.

¿QUÉ SIENTE EL BEBÉ EN EL PARTO?

El obstetra francés Frédéric Leboyer escribió un libro al respecto, allá por 1976. Lo tituló *Por un nacimiento sin violencia* y fue la primera vez que desde la medicina se habló del parto desde el punto de vista del bebé, de la experiencia de su nacimiento. Leboyer se puso de parte del recién nacido, desde la empatía y el conocimiento del desarrollo sensorial de los bebés a término, se metió en su piel e imaginó cómo serían las sensaciones al nacer en un típico paritorio de los años setenta.

El frío al salir, la luz cegadora, los procedimientos rutinarios que por aquellos tiempos se hacían a todos los bebés nada más nacer... Un relato inevitablemente doloroso, casi insoportable en algunos fragmentos. Su libro abrió los ojos a muchos profesionales y familias que, a partir de entonces, empezaron a trabajar para erradicar la violencia de los nacimientos.

Los recién nacidos sienten, perciben, huelen, ven, escuchan... Están despiertos y plenamente preparados para el primer abrazo y encuentro con su madre. Los bebés tienen respuesta a la sensación dolorosa desde la semana 25 del embarazo, respuesta olfativa clara desde la semana 29, respuesta visual y preferencia por caras desde la semana 26 y una capacidad auditiva similar. La sincronía cerebral está establecida a partir de la semana 34 (a través del cuerpo calloso que une ambos hemisferios) y desde que nacen tienen capacidad de contagio emocional: lloran al oír llorar a otro recién nacido. Sin embargo, toda esta capacidad sensorial ha sido negada durante mucho tiempo, ninguneada.

Uno de los datos más importantes a tener en cuenta para comprender el impacto del nacimiento es que al final del embarazo la amígdala, la región cerebral que se ocupa de las memorias emocionales, ya está prácticamente madura, mientras que el hipocampo, donde se almacena la memoria verbal, tardará más de un año en desarrollarse. Tal vez eso ayude a comprender esa memoria «corporal» o incluso emocional del nacimiento. Los bebés están especialmente dotados para percibir las emociones humanas, las propias y las ajenas. Sufren enormemente cuando no son tenidos en cuenta, cuando se les trata como si fueran seres insensibles, como bien describió Leboyer en los setenta. Además, los bebés participan en el parto: se van colocando de forma activa como les resulta más fácil, a veces descansan, otras se mueven con fuerza... Cuando un bebé muere antes del parto, este puede ser tremendamente más difícil, no solo por el dolor emocional de la madre en shock o duelo, también porque el bebé sin vida ya no puede colocarse ni avanzar de forma coordinada con la madre en las contracciones.

En el año 2010, en un hospital alemán se produjo un nacimiento bastante inusual. Una madre que había parido anteriormente otros hijos espontáneamente, con rapidez y sin problemas, aceptó parir al bebé que esperaba en una máquina abierta de resonancia magnética nuclear, en adelante RMN. Le pusieron unos cascos para que no tuviera que oír el tremendo ruido de la resonancia. Pararon la máquina en el momento en que salió el bebé, y madre y bebé se fueron a su casa sanos y sin ningún problema aparente dos días después. Así se lograron las primeras imágenes obtenidas mediante RMN de un parto normal. Se puede ver *online*. El vídeo sirve para visualizar por primera vez en la historia de la medicina el cerebro del bebé atravesando el canal del parto (Bamberg *et al.*, 2012). La verdad es que es uno de esos experimentos que me pone los pelos de punta y que, en cierto sentido, prefiero pensar que no se va a volver a repetir. A la vez, me parece muy interesante porque por primera vez vemos «por dentro» la cabecita del bebé en el parto. Se ve cómo «se estruja» la cabeza al bajar, cómo vuelve a subir y vuelve a bajar hasta que finalmente sale. En cada uno de esos movimientos el cerebro, como digo, se estruja un poquito, por explicarlo de forma sencilla. Los huesos del cráneo del bebé no están cerrados por esta razón: para poder moverse en el canal del parto sin problema y permitir el crecimiento posterior del cerebro, fundamental en nuestra especie. Cráneo y cerebro del recién nacido forman un todo muy blandito: en el vídeo parece como si el cerebro fuera gelatinoso. El tema es que en cada estrujamiento de ese cerebro se liberan muchísimas sustancias químicas, neurotransmisores y hormonas cerebrales.

Ya lo explicó en los años ochenta el pediatra Hugo Lagercrantz, que habló del estrés del parto en términos de «eustress», es decir, un estrés bueno, necesario, saludable. Fue el primero en describir cómo para el bebé atravesar el canal del parto equivale a un despertar (Lagercrantz y Slotkin, 1986). Durante el embarazo el bebé está en un estado de relajación o casi sedación favorecido por baja tensión de oxígeno en sangre fetal y los efectos anestésicos y analgésicos de sustancias que se producen en la placenta.

En el útero, el bebé tiene una glándula suprarrenal enorme comparada con la que tenemos los adultos. En el momento del parto la glándula suprarrenal del feto puede responder directamente a la hipoxia, lo que le hace especialmente resistente a la posible falta de oxígeno. Conforme se produce el descenso de la cabeza por el canal del parto se produce la liberación masiva de estas hormonas del estrés que garantizan la supervivencia del recién nacido los primeros días de vida. Los niveles de hormonas de estrés (catecolaminas, como la adrenalina) llegan a ser hasta cien veces superiores a las que tiene un paciente en estado crítico en la UCI (lo que refleja el estrés máximo).

Las catecolaminas tienen efecto sobre el corazón, la circulación y los pulmones, y facilitan que al nacer los pulmones se llenen de aire, respiren y se active la circulación cardiopulmonar que el recién nacido utilizará el resto de su vida.

En el cerebro, esta liberación de catecolaminas en un área específica, el *locus coeruelus*, conlleva un despertar (Lagercrantz y Changeux, 2010). Esta es la razón por la que el recién nacido pasa las dos primeras horas de vida despierto, en estado de alerta tranquila, que coincide con un período sensitivo: lo que entonces pase va a quedar grabado firmemente. Es un escenario neuroendocrino específico, con una habilidad única para «aprender a formar recuerdos».

Así que los bebés vienen equipados de serie como quien dice para estar tranquilamente despiertos tras el nacimiento y, con el cerebro bañado en oxitocina, encontrarse con su madre, reptar hasta su pecho guiados por el olfato, mirarla con calma a los ojos y engancharse al pecho. El corte del cordón puede esperar a que deje de latir, así se asegura una dosis extra de sangre y hierro al recién nacido que le hará más resistente y fuerte.[24]

Lo que suceda en el parto y primeras horas de vida quedará fuertemente grabado en su sistema nervioso central. El relato que hizo Leboyer no era ninguna exageración: el tiempo le ha dado la razón. Cada vez es mayor la evidencia de que alterar ese equilibrio hormonal de la madre y el bebé mediante sustancias como la oxitocina sintética en el parto o del bebé mediante la separación puede alterar de por vida el desarrollo cerebral del bebé (Carter, Boone, Pournajafi-Nazarloo y Bales, 2009).

24. http://jamanetwork.com/journals/jamapediatrics/fullarticle/2296145

http://www.who.int/elena/titles/cord_clamping/en/

LOS BEBÉS ESPERAN AMAR Y SER AMADOS

Cuando en 1973 Konrad Lorenz ganó el Premio Nobel de Medicina fue por descubrir la impronta en las aves, un período de tiempo breve en el que tras romper el cascarón el pollito reconocerá al primer ser viviente que vea como su madre y lo seguirá durante los primeros días a todas partes. Desde entonces la existencia de algo similar a la impronta en los humanos ha sido muy discutida.

Klaus y Kennell, dos neonatólogos estadounidenses, ya describieron en 1976 la existencia de un período sensitivo en el que era necesario un contacto estrecho entre el bebé y sus padres para el posterior desarrollo del vínculo. Partían de sus observaciones con los bebés prematuros y hospitalizados y de la comprobación de que las madres que no tenían contacto estrecho con sus bebés esos primeros días luego podían incluso mostrar nulo interés por sus propios hijos. Aquel trabajo fue ampliamente criticado (Klaus, 2009) y muchos acusaron a Klaus y Kennell de culpabilizar y generar estrés innecesario a todos los padres y madres que, casi siempre por circunstancias ajenas a su voluntad, no habían podido pasar con sus bebés las primeras horas o días de vida. Sin embargo, los estudios más recientes sí han confirmado el impacto que tiene ese contacto estrecho, especialmente en las primeras dos horas tras el nacimiento.

Cada vez es mayor la evidencia de que también en el recién nacido humano existe un breve período sensitivo nada más nacer que deja huella indeleble, que queda marcada en nuestro cerebro en los primeros momentos de vida extrauterina y que tal vez condicione nuestra salud de por vida.

Los investigadores del Instituto Karolinska realizaron en Rusia un estudio que nunca habría sido autorizado en Suecia. Se trataba de un experimento: coger a un grupo de recién nacidos y dejarlos piel con piel sobre el cuerpo de sus madres. El grupo control eran bebés a los que se les trataba como era habitual en las maternidades rusas: separándolos de la madre nada más nacer, vendándoles todo el cuerpo con una especie de faja (con lo que parecían pequeñas momias) y llevándoles al nido hasta pasadas unas horas o incluso hasta el día siguiente. En Suecia, como ya era práctica habitual no separar, ningún comité de ética hubiera admitido que se separara a los recién nacidos de sus madres para una investigación. Un año después se filmó un rato de juego de esas madres con sus hijos y un grupo de psicólogos analizaba la interacción sin saber a qué grupo pertenecían las díadas. Las madres que tuvieron contacto temprano piel con piel (en las dos primeras horas de vida) con sus bebés son más sensibles con sus hijos un año más tarde y la díada funcionaba de manera más recíproca (Bystrova *et al.*, 2009).

Cuando nacen vaginalmente, los bebés están en estado de alerta y esperan ser dejados sobre el vientre de su madre piel con piel. Desde ahí saben perfectamente cómo llegar hasta su pecho y cómo iniciar la lactancia en las dos primeras horas de vida. Reconocen a sus madres desde el mismo momento del nacimiento gracias al olfato (Schaal, Marlier y Soussignan, 1995; Varendi, Porter y Winberg, 1994; Varendi, Porter y Winberg, 1996). Por eso es tan importante no lavarlos nada más nacer. Prefieren escuchar su voz a cualquier otro sonido (Fifer y Moon, 1989; Moon y Fifer, 2000).

El contacto inmediato tras el parto desencadena una serie de conductas que llevan a la localización del pezón y al inicio de la lactancia sin ninguna ayuda externa. El olor del pecho materno ayuda a encontrar el pezón. Cada bebé sabe diferenciar el calostro de su propia madre por el olfato (Doucet, Soussignan, Sagot y Schaal, 2007; Schaal *et al*., 1995). Los bebés también afectan a la conducta de la madre: masajean el pecho antes de succionarlo, por ejemplo. El contacto inmediato postnatal, el lamido y la succión en la areola y pezón afectan a la atención de la madre al lactante. El bebé también dirige el gasto energético materno, haciendo que sea mucho más eficiente (Winberg, 2005).

El período postnatal temprano puede ser considerado como una gestación extrauterina. Son casi otros nueve meses, hasta que el bebé gatea o se incorpora, en los que necesita contacto corporal estrecho con su madre: estar en brazos, tomar el pecho con frecuencia. Todo ese tiempo una serie de sistemas corporales seguirán regulando la interacción mutua de forma sincrónica: la frecuencia cardíaca, la frecuencia respiratoria, la liberación de proteínas y el estado endocrino del recién nacido, todo sucede bajo la supervisión del cuerpo de la madre. El proceso de apego comprende diferentes procesos fisiológicos independientes de la madre, que sirve como caparazón regulador para el desarrollo del bebé (Winberg, 2005). El grupo de investigación de Ruth Feldman, en Israel, lleva años desvelando los secretos de toda esa perfecta sincronía entre madres y bebés desde el punto de vista neurobiológico. Es fascinante y confirma que el bebé, su salud y su cerebro se desarrollan idealmente en contacto estrecho con la madre.

«Lo peor que le puede pasar a un recién nacido es que lo separen de su madre.» La frase es de Nils Bergman, neonatólogo sudafricano y uno de los que más está investigando en la actualidad los beneficios de la no separación (Bergman y Bergman, 2013). Independientemente casi de cómo haya transcurrido el parto, la separación de la madre supone un estrés enorme para el bebé, que hace todo lo posible por reunirse con ella mediante el llanto (Christensson, Cabrera, Christensson, Uvnas-Moberg y Winberg, 1995).

El enorme estrés que supone ser separado de la madre en las primeras horas de vida afecta el neurodesarrollo: al llorar el bebé produce niveles altísimos de cortisol que pueden ser dañinos para su propio cerebro (Schore, 2005). En los estudios realizados con ratas y monos se ha comprobado cómo esto afecta al desarrollo de partes del cerebro cruciales para la conducta social y afectiva como son el hipocampo o la amígdala (Zhang *et al.*, 2012).

Los estudios en humanos han demostrado que, igual que el cortisol (la hormona que se produce cuando estamos estresados), que libera la embarazada estresada daña al bebé (Talge, Neal, Glover y Early Stress, Translational Research and Prevention Science Network: Fetal and Neonatal Experience on Child and Adolescent Mental Health, 2007), también se sabe que en esas primeras horas y días de vida el estrés del bebé por la separación puede llegar a ser muy neurotóxico. Se ha comprobado por ejemplo como la separación inicial y el rechazo por parte de la madre es un antecedente común entre los presos que han cometido crímenes más violentos (Raine, Brennan y Mednick, 1994).

Separar a los recién nacidos es una práctica dañina y estresante tanto para los bebés como para las madres que puede dejar secuelas y afectar al neurodesarrollo infantil y al vínculo del que va a depender en buena parte la salud mental del niño. Solo las situaciones de grave y urgente riesgo vital pueden justificar el separar a un bebé de su madre. Entonces, cuando por causa médica sea precisa la separación o la hospitalización del bebé, es especialmente importante potenciar la fisiología, ofrecer cuidados humanizados e individualizados basados en la evidencia (Moore, Bergman, Anderson y Medley, 2016), y lo más básico y que a veces se olvida: hablar con los bebés y explicarles lo que les sucede, tratarles con el respeto que merecen todos los seres humanos.

4

Parida

Despropósito, simpleza.
Obra, discurso, que defrauda en gran medida lo que cabía esperar.

Diccionario de la Real Academia Española

¡Qué bien se aplica la definición de parida a cómo se sienten muchas madres justo después de parir! Profundamente decepcionadas. ¿Será ese el origen de esa acepción del término parida? Defraudadas. Víctimas de una atención que parece un despropósito. Así se quedan muchas mujeres tras sus partos y cesáreas: «Me robaron el parto.» «Durante mucho tiempo me sentí mal sin entender por qué.» «Como una vaca en el matadero, yo temblando desnuda y sin mi marido, llegué a contar once personas en el paritorio...»

En el verano de 2001 dos mujeres que sumábamos seis hijos, cinco cesáreas y un único parto vaginal después de dos cesáreas, fundamos un foro de apoyo virtual para madres que habían sufrido una o más cesáreas. Lo llamamos así: «Apoyocesáreas.» Queríamos compartir la información que habíamos recopilado en nuestros intentos de parto vaginal después de dos cesáreas, facilitar la lactancia tras la cesárea y ofrecer apoyo emocional para superar el mal trago.[25]

Nos habíamos sentido bastante mal después de nuestras cesáreas, con mucha dificultad, además, para aceptar ese malestar o incluso nombrarlo cuando en nuestro entorno oíamos la frase habitual: «¿De qué te quejas si tienes un bebé sano?» El clásico ninguneo al dolor de las madres: si el bebé está bien parece que no cabe expresar decepción o malestar con el parto. Al foro, poco a poco, comenzaron a escribir madres que necesitaban expresar cómo se habían sentido tras sus cesáreas. Algunas hablaban de extrañeza: «Como si no sintiera que aquel bebé fuera mío, sabía que le quería, pero no lo sentía.» Otras describían escenas de terror: «Constantemente revivo en mi cabeza la pesadilla de sentir que me están cortando la tripa sin que hubiera hecho efecto la anestesia, noté un dolor terrible...»

Muchas hablaban de dificultades con el vínculo o con la lactancia tras haber pasado muchas horas o incluso días enteros sin poder ver a sus bebés recién nacidos. A principios del milenio, en muchos hospitales y clínicas el protocolo tras la cesárea incluía que el bebé pasara las primeras 24 horas de vida «en observación», es decir, solo en una cunita en una sala o nido con otros bebés, a veces una o varias plantas por encima o debajo de donde se encontraba su madre recién cesareada.

Empezamos a escucharnos las unas a las otras y así

25. Apoyocesáreas (fundado por Meritxell Vila Conesa e Ibone Olza) sigue vigente en: http://lists.elpartoesnuestro.es/mailman/listinfo/apoyocesareas

fuimos lamiéndonos las heridas poco a poco. Algunas se volvieron a quedar embarazadas y compartieron en el foro los miedos, la búsqueda de un obstetra que les «permitiera» intentar un parto vaginal después de una o más cesáreas, la dificultad para afrontarlo. Muchas lograron partos gozosos, otras no tanto, algunas volvían a repetir cesárea que casi siempre era más respetada por parte del personal sanitario que la primera y, por lo tanto, también sanadora. El recorrido del siguiente embarazo y parto era siempre un trayecto hacia el empoderamiento: pedir segundas, terceras y hasta cuartas opiniones, cambiar de profesionales, de hospital y hasta de comunidad autónoma para intentar parir en un ambiente de respeto y cuidado (así acuñamos el término «turismo obstétrico»), asumir la responsabilidad propia como madres y padres y no delegarla ciegamente en manos de profesionales desconocidos de guardia...

Muchas pensábamos entonces que el peor parto vaginal siempre sería mejor que una cesárea. Para nuestra sorpresa empezaron a llegar al foro madres que no habían tenido cesáreas. Venían a contarnos sus partos vaginales, buscando escucha. Confieso que inicialmente nos costaba entenderlo. Al fin y al cabo, ellas al menos «habían parido» aunque no hubiera sido como soñaban. Sin embargo, en aquellos relatos había descripciones igualmente terroríficas y muchos de aquellos partos vaginales dejaban secuelas psíquicas o físicas serias. Mujeres que salían del paritorio con veinte puntos en la vagina o con incontinencia fecal y urinaria y que durante meses o años no podían retomar las relaciones sexuales porque con la penetración les venían a la mente imágenes del pánico con que vivieron el parto.

Aprendimos unas cuantas lecciones. La principal:

que el dolor no admite comparaciones. Es algo íntimo, intransferible, no medible, incomparable. Leyendo los relatos de estas madres que habían tenido partos vaginales terribles comprendimos que ese dolor también había que validarlo, que no se trataba de parir o no, que casi todas sentíamos que nos habían robado el parto de una u otra manera, que habíamos sido «paridas». Intuíamos profundamente que no tenía por qué haber sido así, que no merecíamos aquel trato, que, si nos hubieran atendido de otra forma, con más respeto y delicadeza, con más tiempo, sin forzar, si nos hubieran escuchado, tal vez hubiéramos parido sin problemas. Muchas contaban cómo no esperaban en absoluto tener partos tan complicados: sus madres y abuelas habían parido muchas veces sin dificultad y ellas eran mujeres jóvenes sanas y fuertes. ¿Cómo aceptar el haber entrado sana al parto y salir del hospital con el periné lleno de puntos, grietas enormes en los pezones y una sensación de herida íntima indescriptible?

Para la inmensa mayoría lo más doloroso era la pérdida de las primeras horas de vida del bebé, el haber estado separadas al nacer sin que hubiera una causa médica que justificara que el recién nacido pasara sus primeras horas solo en alguna cuna. Después de un embarazo soñando con ese primer encuentro con el bebé muchas apenas le habían visto unos instantes, tras lo cual un profesional desconocido se lo había llevado y solo lo habían vuelto a ver horas más tarde, habiendo sido las últimas en conocerlo, después de que lo hubiera visto y abrazado toda la familia.

Al foro Apoyocesáreas también llegaron profesionales del paritorio. Recuerdo, como moderadora del foro, recibir mensajes en privado de obstetras o matronas, especialmente uno que decía: «Soy jefe de obstetricia en un gran hospital argentino, estoy impactado por lo que dicen las mujeres en este foro, me gustaría seguir leyendo, no quiero que se sepa que estoy aquí...» El foro permitía tanto la participación anónima como la escucha silenciosa en la sombra. Gracias a todos aquellos profesionales que nos acompañaron desde el inicio supimos que muchos también sufrían enormemente por sentirse cómplices o testigos del maltrato, por aquel entonces bastante habitual, a las parturientas.

De aquel grupo de madres y algún que otro padre surgió la asociación El Parto es Nuestro.[26] Los primeros años fueron de activismo rabioso, de hacer mucho ruido para que el tema saliera a la luz en los medios, de llamar a muchas puertas en administraciones para intentar que se promoviera un cambio en la atención obstétrica, para que esta fuera más humana y basada en la evidencia científica (Villarmea, Olza Fernández y Recio Alcalde, 2015).

Aquel esfuerzo cristalizó finalmente en la Estrategia de Atención al Parto Normal lanzada por el Ministerio de Sanidad en el año 2007 y que supuso un reconocimiento explícito por parte de las autoridades sanitarias de que había un problema importante en la atención al parto. En la introducción a la estrategia el entonces ministro de sanidad Bernat Soria escribió: «Aunque la atención al parto en nuestro Sistema Nacional de Salud se desarrolla con criterios de seguridad y calidad semejantes a los de los países de nuestro entorno, son los aspectos de calidez, participación y protagonismo de las mujeres en el proceso del parto sobre los que hay un sen-

26. www.elpartoesnuestro.es

timiento generalizado de necesidad de mejora. Ese es el objetivo sustancial de esta Estrategia.»[27]

El texto reconocía el impacto de nuestro activismo:

Cada vez más, las organizaciones de mujeres reivindican el derecho a parir con respeto a la intimidad, participando en las decisiones, y en las mejores condiciones para ellas y las criaturas. De igual modo, es cada vez mayor el número de profesionales que plantean la posibilidad de reflexionar y poner en común experiencias y conocimientos, viendo en este movimiento una oportunidad para el debate y el acuerdo. Actualmente las mujeres reclaman una mayor participación en las decisiones que las afectan en el proceso de la atención al parto.

Además, la introducción a la Estrategia finalizaba planteándola como una herramienta para el empoderamiento de las mujeres:

Quisiera agradecer de manera muy especial el esfuerzo realizado por todas las personas que han participado en el proceso de elaboración de la Estrategia de Atención al Parto Normal como un instrumento para la acción y de reconocimiento al papel de las mujeres.

Los años que siguieron fueron de trabajo colectivo, de profesionales de distintos ámbitos reuniéndose con las usuarias en el Ministerio de Sanidad para revisar los

27. http://www.msc.es/organizacion/sns/planCalidadSNS/pdf/equidad/estrategiaPartoEnero2008.pdf

protocolos de atención al parto y actualizarlos, de intentar erradicar tantísimas prácticas obsoletas en los paritorios. Un gran esfuerzo que se plasmó en varias Guías de Práctica Clínica disponibles en la página web del Ministerio de Sanidad español.[28]

Al estar transferidas las competencias a las autonomías el propio ministerio reconoció que no estaba en sus manos forzar la implantación de las recomendaciones de la Estrategia de Atención al Parto Normal. El resultado de tanto esfuerzo, por lo tanto, ha sido dispar. En algunos lugares la atención ha mejorado considerablemente, en otros sigue siendo obsoleta y peligrosa.

LAS SECUELAS DEL PARTO TRAUMÁTICO

Empecé escuchando los traumas de las madres por sus partos entre otras cosas para entender y aceptar lo que me había pasado a mí misma en mis partos. Poco a poco fui sanando y comprendiendo muchas cosas, pero además me di cuenta de que con muchas mujeres compartía esa secuela que a veces deja el parto traumático: el activismo. El profundo deseo de que otras personas no tengan que pasar el mal trago que una, su pareja y/o sus hijos han vivido y la consecuente dedicación a evitar por todos los medios que otras mujeres sufran la misma pésima atención en sus partos. Un activismo que, en oca-

28. http://www.msssi.gob.es/organizacion/sns/planCalidadSNS/atencionParto.htm

siones, vivimos casi como una enfermedad, un impulso imparable que nos lleva a hacer mil cosas de lo más variado con el fin de lograr que la atención al parto cambie, que madres y bebés sean tratados con respeto máximo y evidencia científica (Fernández del Castillo, 2014). Este activismo que muchas viven como una «obsesión» casi enfermiza creo que en cierto sentido está relacionado con la profundidad de la vivencia psíquica de parto, especialmente cuando es traumático.

¿Y qué es exactamente un parto traumático? ¿Un parto instrumental o una cesárea urgente son necesariamente traumáticos? ¿Todo lo que se aleje de la fisiología es traumático, o solo son traumáticos los partos que se complican gravemente?

La respuesta es sencilla: el trauma psíquico es algo subjetivo, es decir, la misma intervención, pongamos por ejemplo una cesárea urgente en medio de un parto, puede ser muy traumática para algunas mujeres y poco o nada para otras. Una serie de factores influyen en una u otra dirección. Lo principal es entender que no hay una norma ni una medida de lo que es un parto traumático: solo se puede saber escuchando el sentir de cada mujer sobre su parto. Solo la mujer podrá decirnos si ha sido o no un trauma psíquico, si le ha dejado afectada o no.

No hay una definición consistente de lo que es un parto traumático, ni una forma sistematizada de valorar el trauma (Elmir, Schmied, Wilkes y Jackson, 2010). En ocasiones se ha definido como aquel parto en el que «hay un peligro real o amenaza vital para la madre o para su bebé» (Beck y Watson, 2008).

Es cierto que un parto aparentemente normal se puede complicar rápidamente y ser una amenaza vital, pero eso no significa que necesariamente deje un trauma. La clave es la percepción individual del peligro: si la mujer siente que su vida o la de su bebé corren serio peligro es más probable que desarrolle posteriormente un trastorno por el estrés sufrido, sobre todo si en ese momento en el que está pasando tanto miedo los profesionales no le dan apoyo emocional o directamente la ignoran.

Como dice Beck «el trauma del parto reside en la mirada de quien lo percibe», lo que implica que trauma es lo que a cada mujer le resulta traumático durante su experiencia de parto (Beck, 2004). Así se entiende que, por ejemplo, si a veces se hace una cesárea por el ambiguo concepto de «sospecha de pérdida de bienestar fetal», aunque los profesionales estén tranquilos y no piensen que la vida de la mujer o de su bebé corran peligro, si a la madre no se le ha explicado bien lo que está aconteciendo ella puede estar pensando que la situación es muy grave, que su hijo puede tener secuelas importantes por esa complicación, o, incluso, si está muy asustada, ser incapaz de comunicar que la anestesia no está siendo eficaz y tener una experiencia terrorífica sin que los profesionales siquiera lo perciban.

La subjetividad del trauma tiene que ver con varios aspectos psíquicos y culturales o sociales. Influyen mucho las expectativas, cada mujer va a hacer un balance entre las que tenía de cómo iba a ser su parto y cómo fue o ha sido en realidad. Los aspectos culturales tienen mucho peso: no se vive de la misma manera una cesárea programada en diferentes círculos sociales. En algunos lugares puede percibirse como un lujo, un privilegio de clases altas, mientras que en otros ambientes se puede interpretar incluso como un síntoma de sumisión al poder médico.

El nivel de intervención obstétrica experimentada durante el parto y la percepción de la atención intraparto inadecuada durante ese momento se asocian consistentemente con el desarrollo de síntomas de trauma agudo (Creedy, Shochet y Horsfall, 2000). En algunos casos el parto puede ser tan estresante que se desencadena un trastorno de estrés agudo o postraumático (en lo sucesivo TEPT).

Se estima que entre un 1,5 y un 6 % de las mujeres presentan un TEPT en el postparto. En un estudio británico, un tercio de las mujeres describían su parto como traumático y referían haber temido por su vida o la de su bebé, o que este tuviera serias secuelas (Soet, Brack y Dilorio, 2003). En Australia y Reino Unido se observa que entre el 1 y el 6 % de las mujeres desarrollan un TEPT completo tras el parto (Ayers y Pickering, 2001; Creedy *et al.*, 2000). En Estados Unidos, una encuesta nacional encontró que el 18 % de las mujeres presentaban síntomas altos de TEPT postparto (Beck, Gable, Sakala y Declercq, 2011). En general se estima que aproximadamente el 35 % de las madres presenta algún grado de TEPT, es decir, sufren un trastorno parcial (Creedy *et al.*, 2000; Soet *et al.*, 2003).

No hay relación dosis dependiente entre la gravedad de lo que suceda en el parto y el grado de TEPT posterior, es decir, una complicación más grave no pronostica un trauma mayor. Los factores de riesgo incluyen el ser primípara, el parto prematuro, el alto intervencionismo obstétrico, la cesárea, la separación del recién nacido y, sobre todo, la percepción de que el trato recibido no ha sido adecuado o incluso ha habido un maltrato (Allen, 1998). Este último aspecto, la calidad del trato recibido, parece ser el factor crucial. Incluso mujeres con un parto aparentemente normal sin intervenciones pueden sentirlo como traumático, probablemente porque no se han sentido bien tratadas, aunque no haya habido complicaciones objetivas (Thomson y Downe, 2008). Además, la percepción subjetiva del parto puede variar con el tiempo en ambos sentidos: para bien o para mal en función precisamente del cuidado de los profesionales. Si en el postparto la madre siente que los profesionales le cuidan de forma empática y se preocupan por su bienestar psíquico se produce un efecto positivo que puede prevenir o mejorar los efectos traumáticos del parto (Waldenstrom, 2004).

No sentirse cuidada en el parto significa entre otras cosas que los profesionales no le comuniquen a la madre lo que está pasando o las intervenciones que le realizan durante el parto, lo que está demostrado incrementa sentimientos de indefensión, miedo y horror (Beck, 2006b).

Un metaanálisis sobre las percepciones y experiencias de las mujeres con partos traumáticos mostró cómo a menudo el trauma de las madres es el resultado de las acciones (u omisiones) de las matronas, médicos y enfermeras (Elmir *et al.*, 2010). Las mujeres habían sentido que no tenían ningún control sobre su experiencia de parto. Las habían tratado de forma autoritaria en la toma de decisiones, sus opiniones habían sido ignoradas. Los profesionales no las habían respetado como personas, ni respetado su derecho al consentimiento informado (Thomson y Downe, 2008). Se sentían traicionadas, algunas señalaban incluso cómo habían aceptado intervenciones como la anestesia epidural o la extracción con ventosa solo para poder finalizar el horror que estaban viviendo (Goldbort, 2009). Muchas contaban que habían sido tratadas de forma deshumanizada, irrespetuosa y descuidada. Para describir el trato recibido por los profesionales utilizaban palabras como «bárbaro, invasivo, terrible y degradante» (Thomson y Downe, 2008). Otras decían haber sido tratadas como «un cacho de carne» o «una baldosa de la pared» para explicar el trato deshumanizado recibido durante el parto, describiendo una falta total de consideración hacia ellas como seres humanos (Beck, 2004b). Lo estaban pasando tan mal que solo deseaban que la ordalía del parto terminara, incluso con fantasías de muerte como única forma de evadirse del intenso dolor y trauma (Thomson y Downe, 2008).

Las activistas del parto han definido este maltrato a las parturientas por parte de los profesionales de la salud desde una perspectiva diferente. Activistas como Susan Hodges (presidenta de Citizens for Midwifery) o la antropóloga Shelia Kitzinger fueron las primeras en llamarlo abuso y lo reflejaron así en publicaciones para profesionales. Según Hodges, nombrar el abuso que sufren muchas mujeres en el parto es el primer paso para erradicar el problema. Según ella, drogar o cortar a una embarazada sin que haya una indicación médica es un acto de violencia, incluso cuando el que lo hace sea un médico en un hospital. Prácticas inadecuadas, como dar oxitocina sintética para acelerar el parto hasta que se produce sufrimiento fetal (y entonces la cesárea es urgente) son también un abuso claro, aunque muy pocas mujeres sepan que esto es una forma de maltrato (Hodges, 2009).

Sheila Kitzinger señaló cómo las mujeres que sufren partos traumáticos a menudo utilizan el mismo lenguaje que las víctimas de violación y presentan los mismos síntomas (Kitzinger, 2006). El término «violación en el parto» *(«birth rape»)* lo han utilizado madres que sienten que fueron violadas en sus partos y forzadas a consentir algunos procedimientos sin que se les hubiera informado con detalle ni se les hubiera explicado los riesgos de las mismas.

No solo ellas, también las profesionales han reconocido y validado la gravedad de este sentir. Cheryl Beck en un artículo sobre cómo se sentían las mujeres en el primer aniversario de un parto traumático empezó con esta cita: «Cada cumpleaños de mi hijo no es la celebración de su nacimiento, sino el aniversario de la violación. *"Birth rape."* Mi hijo fue concebido con amor y nació por una violación» (Beck, 2006a).

Más recientemente la OMS ha reconocido la dimensión del problema con un elocuente título: «Prevención y erradicación de la falta de respeto y el abuso durante la atención al parto en centros de salud.»[29] La violencia obstétrica comienza a ser nombrada y reconocida, como veremos más adelante.

Sea cual sea su causa, el TEPT tras el parto conlleva un enorme sufrimiento psíquico. Tiene unos síntomas propios diferentes de la depresión postparto (aunque algunas madres pueden presentar los dos trastornos) que pueden durar meses o años (Joseph y Bailham, 2004). El principal es que se revive el parto en cualquier momento. Son recuerdos vívidos y angustiosos, *flashbacks*, como si se repitiera la película del parto en la mente una y otra

29. http://apps.who.int/iris/bitstream/10665/134590/1/WHO_RHR_14.23_spa.pdf?ua=1
http://www.who.int/reproductivehealth/topics/maternal_perinatal/statement-childbirth-rights/en/#

vez: «El horror de estar en la sala de reanimación con un dolor espantoso, creyendo que me moría, que mi hija había muerto, y sin saber nada de nadie durante horas.» «Recuerdo el trato inhumano, estar desnuda temblando en el quirófano mientras todos se vestían y luego sentir el bisturí cortándome. Por eso me sedaron finalmente, aún recuerdo esa horrible sensación.»

Cualquier estímulo que recuerde el parto puede desencadenar el *flashback*: ver una embarazada, conducir por delante del hospital donde se dio a luz, ver una imagen de partos en la televisión... El recuerdo se acompaña de una sensación angustiosa. Son frecuentes las pesadillas y, lógicamente, la irritabilidad (Ayers, 2004).

Cada sábado me despertaba a las dos de la madrugada y me ponía en trance de esa situación, empezaba a sudar agua fría, recordaba cada frase, las caras, las palabras... Solo me pasaba los sábados. Recordaba hasta al anestesista que me decía: «Eres un milagro, por haber sobrevivido.» Durante el día, me venía el recuerdo del ginecólogo apretándome con los puños y yo agarrada a sus brazos suplicando. Cuando me venía me ponía muy nerviosa, esto me pasaba a menudo.

Estos recuerdos muy vívidos y detallados pueden seguir presentes muchos años. A menudo, para conseguir evitar la activación de esta película del parto en la mente, las mujeres intentan evitar los estímulos que lo desencadenan: por ejemplo, dejan de ir al parque con su bebé si saben que ahí se van a encontrar con otras amigas felizmente embarazadas.

Evitaba ver embarazadas, me ponía supertriste. Evitaba los lugares donde las podía encontrar. Mis amigas empezaron a tener hijos, yo evitaba ir a las reuniones donde sabía que iba a estar mi amiga embarazada. Me hacía daño ver embarazadas, si veía revistas de bebés pasaba rápido las páginas de barrigas. Todavía no puedo leer artículos sobre embarazadas.

Como bien describió Cheryl Beck, hay una necesidad obsesiva de entender lo sucedido, de asimilarlo, que hace que muchas mujeres pasen muchas horas pensando en su parto. «Mi cabeza necesitaba rememorar el detalle de las cosas, reconstruía cada detalle, veía un crucificado y me recordaba crucificada. Era una obsesión.»

Comienzan a buscar información sobre partos en internet, llegando a ser expertas en temas como las indicaciones de inducciones o cesáreas. Es la obsesión que comentábamos anteriormente por el «monotema». Madres que antes tenían otros *hobbies* y tras un parto traumático dedican muchísimo tiempo libre a leer sobre partos o a ayudar a otras embarazadas en su búsqueda de un parto respetado. Algunas incluso deciden hacerse doulas o reorientar su profesión hacia algún aspecto relacionado con el parto o la lactancia.

El estado de ánimo, a diferencia de la depresión, más que por la tristeza o la culpa, suele estar marcado por esa irritabilidad y por un sentimiento de rabia. Entre los temas recurrentes que cuentan las madres sobre sus partos están el sentimiento de pérdida de control y el haberse sentido invisibles mientras nacían o extraían a sus hijos de su vientre (Álvarez-Errecalde, 2010). El trato inhumano que se revive con cada pesadilla y/o recuerdo recurrente. Estas madres hablan de vivir en una montaña rusa emocional, de sentirse frágiles y expuestas, y de que intentan seguir adelante pese a todo con determinación y fuerza por sus bebés (Beck, 2006b).

El trauma afecta a la relación de la madre con el bebé, con su pareja, su familia y los profesionales de la salud. Son mujeres que pueden sentirse muy enfadadas con estos últimos y decidir no volver a ponerse en sus manos o tener muchas reticencias para volver a confiar en profesionales sanitarios. Salir traumatizada del parto, por desgracia, suele afectar al inicio del vínculo madre-bebé. La mayoría sienten una gran pena por haber pasado separadas de sus hijos las primeras horas tras el parto o se sienten culpables de que el bebé no tuviera un buen nacimiento o, incluso, saliera dañado por culpa de fórceps u otras intervenciones. Algunas mujeres cuentan también sentimientos iniciales de rechazo hacia el bebé, pero esto suele cambiar con el tiempo. A largo plazo, las madres pueden tener algún elemento adicional de evitación o ansiedad con sus hijos, como observar al bebé constantemente y seguir sus hitos del desarrollo con miedo a que le haya quedado alguna secuela por la falta de oxígeno en el parto, por ejemplo (Ayers, Eagle y Waring, 2006). El primer cumpleaños suele ser duro: cuesta celebrar un día que para ellas es el aniversario de su pesadilla (Beck, 2006a).

Amamantar tras un parto traumático puede ser especialmente difícil (Beck y Watson, 2008). Para muchas madres se convierte en su mayor fuente de consuelo y satisfacción: sienten que, aunque les robaron el parto, nadie les va a robar la lactancia. Esto motiva en algunos casos una lactancia más prolongada de lo que se preveía inicialmente. También algunas madres expresan que amamantan para compensar al bebé por el daño que sienten, que se le hizo en el parto o al ser separados nada más nacer (Beck y Watson, 2008). Para otras, la lactancia es retraumatizante y optan por la lactancia artificial para no volver a sentirse expuestas delante de los profesionales sanitarios, por ejemplo, o sentir que recuperan el control sobre su cuerpo. Hay mujeres que han expresado que, el poner al bebé al pecho, les desencadenaba *flashbacks* del parto angustiosos.

Por si fuera poco, el trauma suele afectar profundamente a la sexualidad y la relación de pareja. Hay mujeres que reexperimentan el horror del parto cada vez que intentan tener una relación sexual con penetración:

> La episiotomía me llega desde las profundidades de la vagina hasta un desgarre en el ano. No pude volver a sentarme hasta tres semanas después. Me costó mucho tiempo volver a controlar el esfínter anal. Pasé un postparto largo y doloroso. No quiero ni mencionar los problemas sexuales que tengo. El parto fue muy traumático; todas las noches, desde que di a luz hasta varios meses después, las imágenes del momento de la expulsión (extracción) se me han repetido una y otra vez, los gritos de la doctora pidiendo un pediatra resuenan en mi cabeza... Cuando me acuerdo del tema se me pone un nudo en la garganta y, mientras he estado escribiendo esto, los ojos se me han nublado y he tenido que parar a respirar unas cuantas veces. Además, como recuerdo obsesivamente la agresión durante las relaciones, aunque intento ocultarlo no puedo evitar llorar durante las mismas. Por todo ello, apenas mantenemos relaciones, se han limitado a la penetración e intento que sean en la oscuridad. Esto está afectando nuestra relación preocupantemente.

Está demostrado que el estrés postraumático genera en la relación de pareja disfunción sexual, desacuerdos y culparse mutuamente por cómo acabó el parto (Ayers *et al.*, 2006). Se ha observado que algunos hombres también presentan síntomas de trauma después de ver como a sus parejas les intervenían en el parto. Todo ello, además de a la sexualidad, afecta a la reproducción; hay parejas que van a decidir posponer un segundo embarazo o no tener el número de hijos que inicialmente planeaban tener (Gottvall y Waldenstrom, 2002).

El embarazo y el parto que siguen a un parto traumático tampoco suelen ser fáciles. A veces lo que queda es un pánico absoluto al parto, que algunos autores llaman «tocofobia» y que si aparece en mujeres que ya han sido madres se considera una secuela del estrés postraumático (Hofberg y Brockington, 2000). Cuando es grave, llega a motivar que algunas mujeres interrumpan el embarazo por el miedo casi insoportable que sienten a volver a vivir una situación tan traumática como la del parto anterior. La tocofobia, obviamente, es indicación de tratamiento psicológico (Hofberg y Brockington, 2000; Hofberg y Ward, 2003).

En muchos casos, se pasa el embarazo siguiente al parto traumático preparando el parto; buscando profesionales que aseguren el respeto en la atención. Algunas madres deciden pedir directamente una cesárea programada o una anestesia general, otras eligen parir en casa para evitar volver a exponerse al ambiente hospitalario donde, tal vez, les atienda alguien desconocido para ellas (Beck y Watson, 2010). Independientemente de que termine en cesárea o no, el siguiente parto puede ser reparador o retraumatizante.

CORRELATO NEUROBIOLÓGICO DEL PARTO TRAUMÁTICO

¿Por qué queda tan grabado el miedo en el parto? ¿Cómo puede tener tantas consecuencias y a tan largo plazo el trato que reciba la parturienta por parte de los profesionales? Es la otra cara de la moneda: la vulnerabilidad de la mujer en el parto es máxima. El delicado escenario neurohormonal del parto facilita que muchas madres tengan vivencias intensas, profundas, gozosas mientras dan a luz y el primer encuentro con sus bebés sea precioso, un momento amoroso que se recordará con emoción de por vida y que la naturaleza ha previsto sea el inicio de esa relación íntima y placentera que madres y bebés necesitan tener durante la crianza. Si lo contemplamos desde lo neurobiológico, las hormonas que bañan en esos momentos el cerebro explican por qué queda tan grabado en la memoria de las madres.

Es como tener el antiguo rollo fotográfico preparado para recibir la imagen procedente del exterior. Ahora bien, si en ese momento en que la madre se encuentra en ese estado alterado de consciencia, con sus neurotransmisores también de parto, lo que sucede es que hay una urgencia que hace que los profesionales tengan que intervenir rápidamente con caras de miedo y gestos de preocupación... O si lo que pasa es que hablan de la madre como si ella no estuviese presente, o si le chillan o amenazan diciéndole que si no empuja bien su bebé sufrirá por su culpa... o si se apoyan con toda su fuerza sobre su vientre a la vez que empujan mientras otro profesional corta el periné de la madre (haciéndole una episiotomía) sin ni siquiera pedirle su consentimiento... Lo que queda grabado en el cerebro de la madre es esa película de terror que se revivirá durante meses o, por desgracia, años.

¿Cómo afectan las diferentes intervenciones a la vivencia del parto? Es delicado o difícil separar o aclarar el efecto entre intervenciones necesarias versus intervenciones innecesarias. Hay verdaderas y serias complicaciones obstétricas en las que la intervención de los profesionales salva la vida de la madre y el bebé. Situaciones como la placenta previa, el desprendimiento de placenta, el prolapso del cordón o el nudo verdadero de cordón. Afortunadamente son infrecuentes. Y luego hay toda una serie de situaciones que pueden ser complicaciones verdaderas de un parto, o resultado de intervenciones que se hicieron sin una razón seria para ello, por no hablar de intervenciones absolutamente desaconsejadas como la famosa maniobra de Kristeller[30] que, sin embargo, se siguen haciendo en muchísimos partos sin que la madre ni siquiera haya sido informada o haya dado su consentimiento (esas situaciones en las que un profesional literalmente se coloca encima del vientre de la parturienta apretando con fuerza desde ahí en cada contracción).

La cascada neurohormonal se puede alterar en muchos puntos y probablemente con muy diferentes resultados. En ocasiones, una intervención innecesaria, como puede ser inducir un parto simplemente porque se está de 41 semanas justas, da lugar a un parto que, precisamente por haber sido provocado de forma artificial, no avanza como es debido, y termina habiendo un sufrimiento fetal que hace que la cesárea sí sea necesaria. Lo

---

30. Sobre la maniobra de Kristeller: https://www.elparto esnuestro.es/informacion/dossier-stop-kristeller-definicion-y-his toria

mismo sucede muchas veces con la anestesia epidural: si al colocarla se obliga a la madre a permanecer acostada e inmóvil el resto del parto, el descenso del bebé por el canal del parto puede ser mucho más difícil, lo que hará que, igual, al final vaya a ser necesaria una extracción instrumental con ventosa o incluso una cesárea.

En cualquier caso, tendríamos que tener una mirada amplia a la hora de valorar y comprender las posibles consecuencias y secuelas. Es más fácil ver el trauma físico (los puntos de la episiotomía o el corte accidental a un bebé en la cesárea) que el psíquico, pero la mayoría de las veces van unidos. Siempre deberíamos ver el efecto que tiene el trauma, sea físico o psíquico, en la madre y en el bebé, e ir más allá; valorar cómo afecta todo esto a la interacción entre ellos, a la díada. Igualmente, tenemos que mirar bien para ser capaces de ver las consecuencias para la lactancia y el inicio del vínculo.

Además, hay que pensar a medio y largo plazo: hay consecuencias del parto que solo se manifiestan muchos años después. Un ejemplo puede ser una obstrucción intestinal en la madre treinta años después de la última cesárea por culpa de las adherencias de sus dos cesáreas hechas más de tres décadas atrás. Otro, posibles dificultades en el aprendizaje de la lectoescritura a los siete u ocho años en un bebé que fue extraído por cesárea programada en la semana 37 que tal vez hubieran sido menores de haberle permitido estar dos semanas más en el útero materno (MacKay, Smith, Dobbie y Pell, 2010). A veces una separación o divorcio es consecuencia de las secuelas psíquicas que ha presentado la madre tras el parto y las consiguientes dificultades para retomar la vida sexual.

Las consecuencias a nivel emocional de todo lo que rodea el parto pueden ser invisibles, incluso para la mujer: ¿Cómo imaginar el efecto positivo que podía haber tenido un buen parto si ni siquiera se conoce? ¿Cómo extrañar lo que ni siquiera se sabe que pudo haber existido?

Todo lo que sucede intraparto puede tener un impacto duradero, en un momento en que el cerebro materno está bañado en neurohormonas específicas que lo preparan para el inicio del vínculo. La vulnerabilidad en ese momento es extrema. Si omitimos toda la secuencia, ¿qué sucede? Una vez más tenemos que buscar el correlato entre el sentir y el testimonio de las madres y la explicación neurobiológica, repensarlo desde ahí. A lo largo de los últimos años, y con ayuda de otros investigadores[31] he desarrollado este modelo de alteraciones neurobiológicas perinatales que intenta comprender los posibles efectos y consecuencias a nivel psíquico de cualquier manipulación o intervención en el parto (Olza-Fernández, Marín Gabriel, Gil-Sánchez, García-Segura y Arévalo, 2014b).

SIN PARTO

La primera situación es fácil de visualizar. ¿Qué sucede si omitimos todo el proceso del parto, como pasa en

31. El trabajo principal lo realizamos el pediatra Miguel Ángel Marín Gabriel, el obstetra Alfonso Gil Sánchez y los investigadores del Instituto Cajal del CSIC Luis Miguel García Segura y Ángeles Arévalo. Publicado en: https://www.ncbi.nlm.nih.gov/pubmed/24704390

la cesárea programada? En una cesárea electiva (la que se hace sin que la embarazada llegue a ponerse de parto), la transición neurohormonal es absolutamente brusca, de forma muy diferente a como sucede en un parto fisiológico. Ni el cerebro de la madre ni el del bebé han tenido la liberación masiva de hormonas que sucede en el parto vaginal. Es muy diferente una cesárea programada que se realiza antes de que la mujer se ponga de parto, de una cesárea urgente intraparto, que se hace cuando durante el parto surge un obstáculo, problema o riesgo que hace que sea necesario extraer al bebé de forma rápida por vía abdominal. Cuando ni siquiera se ha desencadenado el parto, y se extrae al bebé haciendo una incisión en el vientre de la madre, la transición neurohormonal es abrupta. La adaptación a la vida extrauterina va a ser más difícil para el bebé. Para la madre, estrenar la maternidad con una cirugía mayor abdominal conlleva, entre otras cosas, no tener la ayuda de las hormonas del parto a nivel cerebral, algo que no se suele tener en cuenta.

Parece muy fácil. La cesárea puede transcurrir sin complicaciones, hacerse de forma rápida y limpia. En muy pocos minutos (menos de media hora) el bebé pasa de estar en el útero a fuera, la madre de estar embarazada a tener el vientre vacío y cosido. La intensidad de esta experiencia física, sin embargo, parece ser mucho más difícil de integrar o asimilar que si se recorre el proceso del parto vaginal.

Un estudio comparó la integración psíquica de ese cambio físico del «cuerpo que se convierte en dos». Para las mujeres que daban a luz por cesárea, la experiencia del encuentro con su bebé era más difícil y desconcertante (Lupton y Schmied, 2013). La sensación física de tener al recién nacido saliendo de su cuerpo estaba totalmente atenuada por la anestesia, ni siquiera podían ver al bebé salir por la cortina del campo quirúrgico. Estas madres describían dificultades para aceptar que el bebé había nacido ya y que el embarazo había finalizado de forma tan brusca o rápida. A menudo sentían que tenían que apoyarse en las observaciones del resto de personas presentes para hacerse una idea de lo que estaba pasando. Una madre comentaba cómo le chocó la velocidad de la intervención y que le presentaran al bebé tan rápidamente, sin haber tenido tiempo para prepararse ella misma. Tenía tan poca sensación física que le parecía increíble que el parto hubiera sucedido:

> La sensación de la operación fue muy extraña y rara. Puedes notar que algo pasa, nada de dolor; sin embargo, es todo muy rápido, y de repente el bebé está fuera. No sé, todo parecía muy suave y amable. Y eso que me habían abierto, y entonces en algún momento le cogí en brazos y pensé: ¡Dios mío, ha sido todo demasiado rápido...! (Lupton y Schmied, 2013b)

Hace ya unos años investigadores de la Universidad de Yale compararon cómo respondía el cerebro de la madre al oír el llanto de su hijo, comparando madres que habían tenido una cesárea programada y madres que habían tenido un parto vaginal tres meses después del nacimiento (Swain *et al.*, 2008). Entre las primeras, la respuesta cerebral era menos amplia e intensa, su cerebro se activaba menos, aunque afortunadamente parece que a los seis meses de vida ya no se observaban diferencias entre ambos grupos. El cerebro de las mujeres que han tenido cesáreas puede tardar más tiempo en adaptarse a la maternidad, lo que puede traducirse en que tras una cesárea cuesta más «sentir» la intensidad del vínculo con el bebé. Normal, han faltado muchas hormonas y procesos al saltarse el parto. En aquel estudio, no obstante, no se tenía en cuenta el cómo se había hecho la cesárea, es decir, no se detallaba si se había fomentado el contacto piel con piel madre-bebé inmediatamente tras la cesárea ni la lactancia materna. Seguramente ambos aspectos puedan mitigar la brusca transición hormonal que conlleva la cesárea sin trabajo de parto previo.

Esto de que el cerebro de las madres que han tenido una cesárea tarde más en responder de forma intensa al llanto del bebé coincide con mi experiencia profesional. He observado que algunas madres que dan a luz por cesárea expresan luego sentimientos de extrañeza hacia su bebé. Cuentan: «Sabía que era mi hijo y que lo quería, pero no lo sentía.» Tal vez la ausencia del pico de oxitocina endógena propio del parto pueda producir mayores dificultades en el vínculo y en el reconocimiento del hijo o hija como propio, lo que se podría correlacionar con esa sensación de extrañamiento tras su cesárea programada. Como si por más que cognitivamente se entienda y razone perfectamente la situación a nivel físico siga faltando «algo».

¿Cómo afecta no pasar por el trabajo de parto al estado de ánimo de la madre en el postparto? Los resultados no parecen muy concluyentes. Un estudio con 1.100 mujeres encontró que las madres que se sometieron a cesárea (urgente o electiva) tenían las puntuaciones en el test para detectar la depresión postparto (test de Edimburgo) más altas, aunque seis meses después del nacimiento estas diferencias ya no eran detectables (Rauh *et al.*, 2012). Muchos estudios señalan que las madres que tienen una cesárea lo integran bastante bien y que las consecuencias negativas son mínimas. Algunos estudios no han hallado más dificultades para iniciar el vínculo tras la cesárea (Noyman-Veksler, Herishanu-Gilutz, Kofman, Holchberg y Shahar, 2015), otros sí que encuentran que las madres que tiene un parto vaginal se muestran más cariñosas con sus bebés tras el parto que las que lo tienen por cesárea (Gathwala y Narayanan, 1991).

Hay que tener en cuenta el contexto: cada vez más mujeres solicitan una cesárea programada convencidas de que es más seguro para el bebé o confiando en que así evitarán el dolor de la cirugía, o aprovecharán para hacerse una adbominoplastia u otras cirugías estéticas a la vez que nace su bebé. Obvia decir que, en esos casos, la satisfacción con la cesárea puede ser alta, aunque nadie parece estar evaluando las consecuencias a medio y largo plazo para la salud de la madre y del bebé.

¿Qué le sucede al bebé cuando lo extraen del útero mediante cesárea programada? Su cerebro no va a ser estrujado antes de nacer. Ni tampoco su glándula suprarrenal va a liberar esas hormonas «buenas» de estrés, ni sus pulmones van a ser comprimidos cual esponjas... ¿Qué pasa entonces? En el recién nacido por cesárea programada no es infrecuente una complicación relativamente grave: el distrés respiratorio que motiva que algunos recién nacidos por cesárea tengan que ser ingresados en neonatología al poco de nacer. El no haber liberado toda esa adrenalina también favorece que tengan hipoglucemia e hipotermia, especialmente si no son colocados sobre el cuerpo de la madre nada más nacer. El no pasar por la vagina al nacer conlleva no exponerse a las bacterias de la madre: el intestino del bebé no será colonizado por esas bacterias, sino por las del hospital.

Esto afecta al sistema inmune y al consumo de energía desde el intestino de forma negativa, lo que parece aumentar el riesgo de obesidad y asma.

A largo plazo también tienen más riesgo de tener dificultades respiratorias, alérgicas, obesidad, enfermedad inflamatoria intestinal e incluso cáncer (Black, Bhattacharya, Philip, Norman y McLernon, 2016). La cesárea electiva después de una cesárea anterior también se asocia con más riesgo de ser hospitalizado por asma, de muerte y de trastornos del aprendizaje que el parto vaginal después de cesárea (Black *et al.*, 2016).

Pero ¿y qué sucede en el cerebro del recién nacido si no ha pasado por el canal del parto ni se han liberado todas esas hormonas al nacer? Investigarlo es muy difícil: el cerebro de la especie humana puede tardar casi veinte años en terminar de desarrollarse. En muchos experimentos con animales en laboratorio se ha comprobado cómo manipular con hormonas durante el parto produce alteraciones en la conducta que se manifiestan al llegar a la edad adulta. Investigar con humanos sería posible por ejemplo siguiendo a una cohorte de niños y niñas nacidos por cesárea programada hasta la edad adulta y comparándolos con otra muestra similar de nacidos por parto fisiológico. Algo muy largo y costoso, además de tremendamente complejo, porque hay una infinitud de variables que influyen además a lo largo de toda la crianza. Lo que quiero decir es que, aunque veamos a un recién nacido por cesárea programada con un aspecto estupendo al mes de vida o a los tres años eso no significa que no haya alguna secuela que no sepamos ver en su cerebro. Tal vez no la haya, ojalá. O tal vez la haya y la veamos años más tarde. Las posibles secuelas cerebrales de las cesáreas programadas han recibido escasa atención, aunque cada vez es mayor la preocupación por los efectos de la cesárea en la maduración cerebral (Kapellou, 2011).

En un estudio los recién nacidos tras cesáreas que habían tenido contracciones de parto previamente, localizaban los olores familiares más frecuentemente que los nacidos por cesáreas electivas (sin trabajo de parto) (Varendi, Porter y Winberg, 2002). Los recién nacidos tras cesáreas sin trabajo de parto tuvieron más dificultades en la orientación olfatoria para el inicio de la lactancia.

Nosotros realizamos un pequeño estudio y encontramos que los recién nacidos por cesárea, tras ser separados brevemente (4 segundos) de la madre no protestaban apenas en la reunión, mientras que los recién nacidos por parto vaginal lloraban en la reunión durante casi un minuto de media (Olza Fernández *et al.*, 2013). Esto de no llorar tras una separación mínima de la madre puede tener dos lecturas. Desde la teoría del vínculo se puede entender como una señal de posible desapego o, mejor dicho, de dificultades iniciales en el apego: parece como si al bebé nacido por cesárea no le afectara tanto el ser separado de la madre, tal vez le cueste luego más establecer un buen vínculo. Por otro lado, también se puede entender como una alteración del sistema de respuesta al estrés que tal vez prediga futuras alteraciones en la atención, por ejemplo.

Investigadores españoles del Instituto Cajal del CSIC compararon ratones nacidos por parto vaginal con otros nacidos por cesárea. Analizaron el tamaño y la función de su hipocampo, especialmente midiendo la producción de una proteína (Ucp2) que es fundamental para la utilización de ácidos grasos por parte de las neuronas adultas. Posteriormente observaron cómo se comportaban los ratoncitos al llegar a la edad adulta en varios experimentos que medían su memoria espacial y su conducta en una situación estresante. Los nacidos por cesárea programada mostraban déficits significativos en ambas situaciones, así como menos proteína Ucp2 en el hipocampo, menos neuronas, más pequeñas y con menos conexiones, esto les llevó a concluir que en los ratones la omisión del trabajo de parto en las cesáreas programadas puede afectar a la producción de proteínas mitocondriales en el hipocampo, el crecimiento neuronal y asociarse con dificultades en la memoria espacial y otras funciones en la edad adulta (Simón-Areces *et al.*, 2012).

En la naturaleza casi nada es gratuito. Cuanto más sé al respecto, más difícil me resulta imaginar que no pase nada en el cerebro del recién nacido si le privamos del parto y le sacamos por cesárea programada días o semanas antes de la fecha en que tenía que nacer. Creo en la plasticidad de nuestro cerebro y en la enorme capacidad de reparación de nuestra especie, tal vez no haya secuelas, o tal vez las secuelas sean mínimas o muy leves y se curen con algunas prácticas de crianza, o con el tiempo, o con la alimentación, o con tratamientos que aún no imaginamos... Pero insisto, no lo sabemos aún. Sin embargo, la mayoría de los obstetras desconocen esta información sobre el cerebro y se muestran irritados cuando les pregunto por qué no esperan a que se inicie espontáneamente el parto al menos para hacer la cesárea, si es que esta es realmente inevitable.

Cesárea natural: así se llama ahora a la cesárea que intenta potenciar la fisiología (Smith, Plaat y Fisk, 2008). Aunque no tenga nada de natural sacar al bebé del útero por un corte en el abdomen de la madre, se intenta que las diferencias con el parto vaginal sean mínimas. Casi siempre se puede esperar a que se inicie el trabajo de parto para hacer la cesárea. Luego puede ser la propia madre la que extraiga al bebé del útero una vez se ha hecho la incisión. Incluso se deja al bebé unos segundos a medio sacar para favorecer que se activen sus reflejos poco a poco, lo que facilita luego la respiración. Nada más nacer se le pone encima de la madre de forma que la primera piel que toque sea la de su madre, que lo primero que escuche sea su voz y la de su padre.

Se recomienda realizar la llamada «siembra vaginal»; cubrir la cabeza del bebé al nacer con una gasa que se ha mantenido en la vagina de la madre, con el fin de asegurar que sean estas mismas bacterias, que hubiera adquirido al atravesar el canal del parto, las que primero colonicen al bebé. En teoría con esto se reducirían algunos efectos adversos a largo plazo de las cesáreas, aunque, de momento, la evidencia científica al respecto no es del todo concluyente (Cunnington *et al.*, 2016). Luego se deja a madre y bebé juntos y con el padre presente: casi siempre el bebé puede iniciar la lactancia cuando a la madre todavía le están cosiendo la herida de la cesárea en quirófano o en la sala de reanimación donde pueden alojarse juntos. Solo si la madre no se siente con fuerzas o está muy sedada se pasa al recién nacido a los brazos del padre.

La presencia de los padres en las cesáreas es importante. En su ausencia, podría estar el compañero/a que la madre elija. Entre otras cosas porque es una manera de asegurar el apoyo emocional continuo a la madre. Me gusta recordar la respuesta que la obstetra Belén Santacruz, jefa de servicio del hospital de Torrejón de Madrid, dio cuando, al presentar en unas jornadas la experiencia de su servicio permitiendo la presencia de los padres en las cesáreas, un colega de otro hospital le dijo que en su servicio no podían hacer esto porque tenían médicos residentes (en formación) en las cesáreas a los que explicar todo lo que hacían, por lo que no podían permitir que el padre pasara al quirófano. La doctora Santacruz ofreció lo que me parece una respuesta magistral: «En primer lugar, aclarar que nosotros sí que tenemos residentes en nuestro servicio. En segundo lugar, nos hemos dado cuenta de que, desde que tenemos a los padres en las cesáreas, les explicamos mucho mejor todo a los alumnos, es decir, la presencia del padre hace que entre los profesionales nos hablemos mejor y nos comuniquemos con mayor claridad las cosas.»

En algunos casos, si la madre ha tenido una anestesia general o no se encuentra en buenas condiciones, el bebé puede hacer la piel con piel con el padre o acompañante, ¡siempre es preferible eso a pasar las primeras horas de vida solo en un nido!

Sí, humanizar las cesáreas es importante. Pero, sobre todo, hay que intentar hacerlas solo cuando sea estrictamente necesario. Probablemente tres de cada cuatro cesáreas que se realizan cada día en el mundo sean absolutamente innecesarias. Una cesárea es como si te operan de apendicitis y conforme sales del quirófano te dan un recién nacido para que lo cuides, ¡estrenar así la maternidad es muy difícil! Muchas de las intervenciones que se realizan en el parto se hacen en teoría para prevenir o evitar que al cerebro del bebé le falte oxígeno, porque se sabe que esa falta de oxígeno (hipoxia) en el parto puede dejar secuelas neurológicas de por vida. Así que muchas cesáreas se hacen ante la más mínima sospecha de «riesgo de pérdida de bienestar fetal» o «sufrimiento fetal». Además, se ha extendido la idea (errónea) de que las cesáreas son «más seguras para el bebé» y de que los bebés nacidos por cesárea «sufren menos y salen más guapos».

Hacer las cesáreas justas, esperando a que se inicie el parto (así los cerebros reciben al menos parte del baño hormonal), permitiendo la presencia del padre o acompañante, respetando a la madre y al bebé, sin separarles rutinariamente. Evitar cesáreas innecesarias, vivir cesáreas respetuosas. Recordar siempre que, además de una intervención de cirugía mayor abdominal, la cesárea es el nacimiento de un ser humano que merece ser tratado con el máximo respeto y cuidado.[32]

PARTO INDUCIDO Y/O MANIPULADO

El delicado escenario neurohormonal del parto se puede manipular de muchas maneras. Una de las más frecuentes es la inducción del parto cuando se provoca el parto de forma artificial. Cuando los médicos dictaminan que al bebé «hay que sacarlo ya», que «va a estar mejor fuera que dentro». Las razones pueden ser variadas: el bebé no crece lo suficiente, o da indicios de que no va a soportar bien el parto, o la madre tiene una patología como la preeclampsia (una patología que se caracteriza por la hipertensión, los edemas y la presencia de proteínas en la orina), que hace necesario acabar ya el embarazo. Otras veces se dan razones variopintas, no

32. Ibone Olza y Enrique Lebrero, *¿Nacer por cesárea?*, Editorial Ob Stare, 2012.

médicas ni escritas: como la agenda particular del obstetra. Especialmente cuando se trabaja en la medicina privada y uno tiene que irse a casa a cierta hora o trabajar en varios centros. Se provoca el parto y ya está, ¿todo son ventajas? Casi nunca se explicitan dichas razones. Más bien se ocultan, se le dice a la mujer cosas como que finalmente hay que hacer una cesárea porque el bebé viene con dos vueltas de cordón. ¡Lo cual no es razón para una cesárea! Además, no se suele explicar hasta qué punto inducir el parto aumenta las posibilidades de que termine en cesárea.

Se induce el parto con geles de prostaglandinas o con oxitocina sintética. Casi siempre, después, se pone la epidural. Todas esas intervenciones afectan tanto al cerebro de la madre como al del bebé, aunque esto raramente se ha tenido en cuenta o investigado.

Hace años, cuando comencé a indagar sobre los efectos de la oxitocina sintética me llevé dos sorpresas. La primera fue comprobar que la oxitocina tiene efectos a nivel de sistema nervioso central muchísimo más importantes de lo que yo pensaba. De hecho, se le llama la hormona facilitadora de la vida porque interviene en funciones vitales modulándolas (Lee *et al.*, 2009). La segunda fue comprobar que hay una enorme cantidad de investigaciones en animales que señalan que la manipulación con oxitocina sintética en el momento del parto puede alterar de por vida la conducta social, parental y sexual de diversos mamíferos (Carter *et al.*, 2009). Sin embargo, se utiliza masivamente en los partos sin que se haya estudiado los posibles efectos en los recién nacidos, como si fuera inocua.

A nivel del sistema nervioso central, la liberación de oxitocina del cerebro a la sangre se realiza de forma pulsátil. Cuando se da un gotero de oxitocina sintética a una parturienta, el flujo en sangre es continuo. Así, se aceleran las contracciones que, precisamente por eso, son mucho más dolorosas. Además, se inhibe la producción de oxitocina en el cerebro de la madre.

A medio plazo, la administración de oxitocina sintética intraparto se asocia, por ejemplo, con que la madre tenga niveles más bajos de oxitocina endógena en sangre dos días después del parto y niveles aumentados de prolactina, lo que parece ser una alteración del mecanismo de retroalimentación de ambas hormonas, dosis dependiente de la oxitocina sintética (Jonas *et al.*, 2009). Recientemente se ha comprobado que las mujeres a las que se administró oxitocina sintética en el parto tienen un mayor riesgo de depresión o de ansiedad, dentro del primer año postparto, en comparación con las mujeres a las que no se les administró (Kroll-Desrosiers *et al.*, 2017).

¿Llega la oxitocina al cerebro del bebé? Pocos lo han investigado, pero de hacerlo sería muy preocupante. De hecho, se piensa que esto puede estar favoreciendo la actual epidemia de trastornos de espectro autista (Wahl, 2004; Olza Fernández, Marín Gabriel, López Sánchez y Malalana Martínez, 2011). Algunos estudios sí han visto una relación entre el uso de la oxitocina intraparto y el aumento del riesgo de autismo (Gregory *et al.*, 2013).

Compartí mi preocupación con varios colegas investigadores pediatras y obstetras y formamos un pequeño grupo de investigación, al que se sumaron matronas y enfermeras. Durante los siguientes cuatro años nos dedicamos a investigarlo con mucha ilusión y esfuerzo. Los primeros resultados que obtuvimos parecían señalar que la oxitocina sintética administrada intraparto puede interferir negativamente en la lactancia (Olza Fernández *et al.*, 2012), algo que coincide con lo que han observado otros trabajos (Bell, White-Traut y Rankin, 2012).

¿Sería posible una inducción natural? Tal vez la amniofagia sea una de las maneras. En el líquido amniótico hay varias sustancias que facilitan la progresión del parto. La más interesante es el POEF: (Placental Opioid-Enhancing Factor). Una sustancia que potencia el efecto de los opioides que produce nuestro cerebro, es decir, que favorece el alivio del dolor de forma potente y rápida. Además, el POEF parece potenciar la conducta materna tras el parto. Tal vez, cuando hay una rotura de bolsa al final del embarazo, tomar el propio líquido amniótico (siempre que sea claro) pueda ser la manera más eficaz de inducir el parto y de evitar las temidas inducciones artificiales. El doctor Sergio Sánchez lleva años investigando en Canarias cómo estas sustancias pueden facilitar la inducción y el trabajo de parto. Según él, en el líquido amniótico hay oxitocina y prostaglandinas que favorecen las contracciones uterinas y la dilatación cervical, que junto con el POEF puede favorecer que se desencadene el parto de forma rápida y que encima avance de manera relativamente indolora, es decir, que el POEF tal vez sea el analgésico endógeno para la inducción natural. Lo de lamer o beber el propio líquido amniótico lo hacen muchas mamíferas antes o después del parto, al igual que ingerir la placenta. Además, en el líquido amniótico hay lactógeno placentario en altas dosis, algo que probablemente facilite que la lactogénesis se inicie precozmente tras el parto.

He conocido unos cuantos testimonios de mujeres que, tras romper bolsa, ingirieron su propio líquido (o bien lamiéndolo de sus dedos, o bien recogiéndolo con un vaso) y poco después tuvieron partos estupendos. ¿Será la amniofagia la mejor manera de inducir un parto con sustancias endógenas tras la fisura o rotura de bolsa de líquido amniótico? Siempre que este sea claro (sin meconio), parece interesante explorarlo... En cualquier caso, respetar el inicio espontáneo del parto sería lo ideal, y no inducir tantísimos partos solo porque se está de «41 semanas + dos o tres días».

SEPARACIÓN EN PUERPERIO INMEDIATO

Lo peor que le puede pasar a un recién nacido: que le separen de su madre. La frase es del neonatólogo Nils Bergman. En ocasiones, como consecuencia de patología materna o neonatal, o bien debido a prácticas no refrendadas por la evidencia científica (limitando el acceso a los padres a las unidades neonatales o evitando el contacto piel con piel inmediato tras el nacimiento), se produce la separación entre la madre y el recién nacido inmediatamente después del parto.

En diversas especies de mamíferos la separación desencadena una respuesta altamente agresiva en la madre, sin que se haya estudiado hasta la fecha la respuesta en humanas. Si las leonas pueden matar cuando alguien intenta llevarse a sus crías, ¿adónde irá esa agresividad de las madres humanas cuando las separan de sus recién nacidos? Mucho me temo que se internalice en forma de culpa...

Sabemos por los experimentos con animales (roedores) que la privación del contacto con su madre tras el nacimiento conlleva una alteración de la respuesta al estrés o la ansiedad en la edad adulta (Nagasawa, Okabe, Mogi y Kikusui, 2012). Del mismo modo, favoreciendo el contacto íntimo madre-cría tras el nacimiento, se produce una elevación de los niveles de oxitocina en el cerebro de la cría, que, a su vez, implican una serie de cambios neuroanatómicos que perduran con el tiempo y permiten que, llegada la edad adulta, ejerza una actitud de apego mayor para con sus descendientes (Kendrick, 2004). Las secuelas de la separación maternofilial temprana son duraderas en todos los mamíferos estudiados.

En nuestra especie sabemos que los bebés separados de sus madres al nacer lloran más (Christensson *et al.*, 1995; Michelsson, Christensson, Rothganger y Winberg, 1996). El estrés de la separación libera cortisol en el cerebro del bebé; si la separación se mantiene o se prolonga esto puede llegar a ser neurotóxico. Las consecuencias para la psique del bebé de pasar las primeras horas o días separado de su madre son difíciles de investigar, parece probable que el miedo a que se repita lo que se vive como un abandono quede profundamente grabado.

SIN LACTANCIA MATERNA

Los recién nacidos vienen listos para encontrarse con la madre. Guiados por el olfato son capaces de reptar hasta el pecho de la madre y una vez ahí suelen iniciar espontáneamente la lactancia en la primera o segunda hora de vida. Siguen aconteciendo una enorme cantidad de cambios cerebrales, tanto en la madre como en el bebé, sobre todo a nivel de receptores de oxitocina (muy relacionados con la empatía), pero no solo. Las madres que dan el pecho están más tranquilas, pero también responden de forma más agresiva si alguien o algo pone en peligro a sus bebés: las hormonas de la lactancia favorecen la protección de las criaturas (Hahn-Holbrook, Holt-Lunstad, Holbrook, Coyne y Lawson, 2011).

¿Qué sucede si la madre ha decidido no dar el pecho, o no puede darlo por la razón que sea? Hay quien sugiere que para el cerebro maternal la lactancia artificial equivale a la «muerte» del recién nacido. Argumentan que, en la naturaleza, las mamíferas solo no amamantan si la cría ha muerto. Según esta hipótesis, esto produce un estado cerebral de duelo en el postparto que tal vez explique la mayor incidencia de depresión postparto en la lactancia artificial (Gallup, Nathan Pipitone, Carrone y Leadholm, 2010).

Por todo ello, a las madres que por la razón que sea optan por una lactancia artificial, sería especialmente necesario recomendar prácticas de alimentación y crianza que mimetizan la lactancia materna y la crianza fisiológica, similar a lo que se recomienda en el cuidado de niños y niñas adoptados (Gribble, 2007). Es lo que se recomienda cuando decimos que hay que dar el biberón como si fuera el pecho: a demanda, en piel con piel, cambiando de lado en cada toma, siempre en brazos y preferiblemente por la madre durante todo el tiempo que dura la lactancia materna (que fisiológicamente se estima dura entre dos y siete años en la especie humana) (Detwyler, 1995).

PARTO PREMATURO

A veces se nace antes de tiempo, muchísimo antes, cuando la supervivencia casi es imposible. El útero puede desencadenar el trabajo de parto cuando seguir la gestación pone en peligro la vida de la madre, como cuando hay una infección o muchísimo estrés materno... Este tema, el del estrés de las madres en el embarazo, me resulta especialmente dramático: muchas mujeres sufren acoso y/o estrés laboral por estar embarazadas y encima intentan trabajar hasta el final de la gestación. Se considera que el estrés materno es responsable de, al menos, la mitad de los casos de prematuridad. Cuando esto sucede suele haber una suma de factores: parto prematuro y/o efecto del estrés durante la gestación, es decir, no llegar a alcanzar el estado neurohormonal propio del final del embarazo.

En el supuesto del parto pretérmino nos encontramos con varios aspectos que pueden alterar el vínculo y, por lo tanto, el neurodesarrollo. Por un lado, nos encontramos ante recién nacidos, en ocasiones extremadamente inmaduros, en los que la gran mayoría de circuitos neuronales están aún por desarrollarse. No ha ocurrido de forma completa la girificación del cerebro (formación de cisuras y surcos). La respuesta a estímulos olfatorios (que permiten en el niño a término localizar el pezón, por ejemplo) no tiene lugar hasta cerca de las 29 semanas postconcepcionales, o la respuesta a estímulos auditivos (como la voz de la madre) puede no apreciarse hasta cerca de las 32 semanas (Lagercrantz y Changeux, 2010). A esto hay que añadir el efecto que la separación del contacto con la madre, como consecuencia de la patología del recién nacido, puede ocasionar tanto en el vínculo de este con sus progenitores, como de estos hacia su hijo. El desarrollo neurológico y afectivo de los prematuros va a estar muy influido, no solo por el grado de prematuridad, sino también por variables como el tipo de parto y muy especialmente los cuidados tras el nacimiento. De ahí la importancia de promover modelos como los cuidados centrados en el desarrollo (NIDCAP) que mimetizan el ambiente intrauterino minimizando el estrés ambiental y facilitan cuidados fisiológicos que han demostrado favorecer el desarrollo del lactante (Als *et al.*, 2004; Als *et al.*, 2012).

Tener un parto prematuro y la hospitalización del bebé prematuro se asocian con una alta incidencia de estrés postraumático parental que persiste incluso dieciocho meses después del nacimiento (Forcada-Guex, Pierrehumbert, Borghini, Moessinger y Muller-Nix, 2006; Shaw *et al.*, 2009; Shaw, Bernard, Storfer-Isser, Rhine y Horwitz, 2013).

En bastantes casos se suman muchos de los factores anteriores, como cuando una madre da a luz por cesárea urgente a un bebé en la semana 31 del embarazo, al recién nacido lo ingresan y no se fomenta el método madre canguro ni se llega a establecer la lactancia materna. Se produce una suma de efectos en el cerebro de madres y bebés poco estudiada aún, y por eso mismo difícil de valorar y/o tratar. El apoyo emocional y psicológico a las madres y familias en los casos de bebés hospitalizados al nacer es poco frecuente aún, a pesar de que las familias y los profesionales cada vez lo reclaman más. En el Hospital de Puerta de Hierro pusimos en marcha en 2009 un proyecto de atención al bebé hospitalizado en neonatología que pretendía cubrir todos estos aspectos

(Olza Fernández, Palanca Maresca, González-Villalobos, Malalana A.M. y Contreras Sales, 2014). Algunos proyectos pioneros incluyen la atención a hermanos y abuelos de los prematuros en la humanización de los cuidados, como el entrañable Projecte Germans desarrollado en el Hospital Vall d'Hebron en Barcelona por la psicóloga María Emilia Dip y la enfermera Estrella Gargallo, que crea un taller de juego en el entorno de las incubadoras para facilitar la asimilación de la experiencia que conlleva tener un/a hermanito/a prematuro y hospitalizado.

SANAR EL TRAUMA DEL PARTO

La recuperación física tras un parto traumático suele ser lenta. La herida de la cesárea suele tardar unas seis semanas en cicatrizarse por completo, una episiotomía tarda bastante menos, pero otras lesiones como las de los esfínteres anal o urinario pueden tardar mucho tiempo y necesitar fisioterapia especializada o incluso reparación quirúrgica. El problema es que el trauma psíquico no se suele valorar ni tratar, aunque puede complicar o entorpecer muchísimo la lactancia o la recuperación física.

Para poder sanar el parto traumático es preciso valorar, en primer lugar, el trauma y las pérdidas asociadas al mismo. Es importante que la mujer pueda contar su historia con detalle, que se transcriba literalmente, y si es posible que se recoja también lo que vivió o presenció el padre o acompañante. Hay que intentar comprender que vivió el bebé igualmente, ponerse en su piel. Identificar todos los traumas: en el plano físico y en el psíquico, y su impacto en la madre, en el bebé, en la pareja, en la lactancia y en la interacción de la díada. En ocasiones, además del trauma del parto, se asocia una reacción de duelo por no haber podido iniciar o mantener la lactancia como se deseaba. O el trauma de la madre y la hospitalización del bebé han motivado que la interacción entre ambos esté marcada por la ansiedad materna.

Hay que hacer un plan de trabajo o tratamiento en cada esfera, al ritmo que pueda y quiera la madre, con los recursos disponibles. Las australianas Jennifer Gamble y Debra Creedy han desarrollado un modelo para que sean las matronas las que ayuden a las madres a recuperarse del parto traumático (Gamble y Creedy, 2009). Pasa por ayudar a cada madre a construir la historia de su parto, respetando siempre el ritmo individual y ofreciendo disponibilidad posterior. La matrona tiene que estar abierta a escuchar el relato de cada mujer sin criticar, juzgar ni cuestionar su historia, aunque en ocasiones puede aportar información a la madre que le ayude a ver las intervenciones realizadas de otra manera.

Aunque lleve años, sanar el trauma trae muchas cosas buenas. El concepto de crecimiento postraumático hace referencia a un cambio positivo en las creencias o funcionamiento como resultado de circunstancias vitales adversas. El trauma actúa como motor de una catálisis positiva, un crecimiento en varias esferas. Para muchas madres sanar el trauma del parto significa un cambio en su relación con los demás, un empoderamiento, y cambios espirituales o en las prioridades en la vida (Sawyer, Ayers, Young, Bradley y Smith, 2012). Muchas expresan que las ha ayudado a valorar más la vida. Tal vez sanar el parto conlleve no solo restaurar, sino ganar, aunque sea tiempo más tarde, todo lo precioso que trae un parto respetado.

5

Poner a parir

Criticar duramente, insultar.

Diccionario de la Real Academia Española

Según algunas fuentes, en Esparta (Grecia antigua) cuando una mujer no se ponía de parto pasado el noveno mes, las otras mujeres iban a su casa para abroncarla de forma casi violenta. Le echaban en cara todos los reproches que se habían callado durante el embarazo, y la acalorada discusión solía precipitar que el parto se iniciara en las horas o días siguientes, evitando así los riesgos del embarazo prolongado.[33] Así que ir a poner a parir a alguien era algo así como echarle una bronca para ayudarle a ponerse de parto. Si la historia es cierta, significa que ya entonces se conocían dos aspectos importantes: los riesgos del embarazo excesivamente prolongado y el efecto que las emociones intensas pueden tener sobre una embarazada a término, hasta el punto de poder desencadenar el parto.

33. http://emitologias.com/2014/04/29/poner-a-parir-origen/

Según el diccionario de la RAE «poner a parir» a alguien significa criticarle duramente, insultarle. Es curioso, porque de ahí se puede deducir que para la sabiduría popular inducir el parto a alguien es algo negativo, doloroso, y, a la vez, que poner a parir a alguien tenga una connotación tan claramente negativa ilustra muy bien el problema que hay con la manera en que se atienden muchos partos.

Poner a parir. La verdad es que después de comprender lo delicados que son el parto y sus mecanismos neurohormonales, la cantidad de cosas que suceden y a la vez ser consciente de cuánto desconocemos aún, pensar en poner a parir a alguien me resulta absurdo a la vez que peligroso, algo que solo excepcionalmente habría que hacer. (Me refiero a provocar un parto cuando existe un problema médico real.) Sin embargo, es lo que se sigue haciendo en la mayoría de maternidades con las mujeres. Se las pone a parir. No solo se inducen muchos partos. En muchísimos hospitales todavía se coloca a las parturientas en posiciones incomodísimas, se les sube a una silla de ruedas o a una camilla, se les desviste, se les pone una vía para un gotero, se les rasura el vello púbico, se les dice lo que pueden o no pueden hacer, se les prohíbe comer o incluso beber, se las aísla en habitaciones o se las sube aún a potros obstétricos de donde difícilmente pueden bajar solas.

No solo se pone a parir. Se «hacen» los partos. En los hospitales en los que trabajé se utilizaba habitualmente ese lenguaje: «le hice el parto yo». Aún peor: «a esa mujer la parí yo». Es revelador ese lenguaje e ilustra hasta qué punto a las mujeres se les roba el protagonismo en el parto. No solo el protagonismo, se les roba la salud en muchos casos. Una legión de madres salen heridas del parto, sin siquiera poder imaginar la oportunidad que han perdido de salir empoderadas y reforzadas. Estrenar la maternidad tras un parto debilitante es difícil, doloroso y a menudo el camino está sembrado para tener dificultades en la lactancia y el vínculo, o padecer una depresión o un trastorno mental postparto. ¿Cómo empezar teniendo que subir una empinada montaña en vez de recorrer un fácil y agradable sendero llano?

El problema con la atención al parto es global. Por una parte, siguen muriendo madres por no recibir una atención adecuada o suficiente en el parto. Se estima que cada día fallecen unas 830 mujeres en todo el mundo por causas prevenibles relacionadas con el embarazo o el parto.[34] Un 99 % de esta mortalidad corresponde a países en vías de desarrollo. Por otra parte, la medicalización y el intervencionismo excesivos en torno al parto motivan que en los países más ricos cada vez sean menos las madres que salen ilesas del parto; sin puntos ni cortes ni lesiones en su periné o abdomen. Muchas entran sanas al paritorio y salen operadas, heridas, o sufrirán durante años secuelas físicas o psíquicas importantes. Algunas mueren. En Estados Unidos la mortalidad materna en torno al parto está aumentando preocupantemente: entre 1987 y 2011 se duplicó el número de muertes maternas por cada cien mil nacidos vivos,[35] lo que en parte se achaca al exceso de cesáreas (una de cada tres madres da a luz por cesárea allí).

Las cesáreas son solo la punta del iceberg. Idealmente deben realizarse solo cuando son necesarias por razones

34. http://www.who.int/mediacentre/factsheets/fs348/es/
35. http://cnnespanol.cnn.com/2015/12/14/por-que-la-tasa-de-mortalidad-materna-en-estados-unidos-esta-aumentando/#0

médicas. Se trata de una cirugía mayor abdominal que puede provocar complicaciones y discapacidades significativas, a veces permanentes o incluso la muerte, especialmente en los lugares que carecen de instalaciones o de capacidad para realizar cirugías de forma segura y para tratar las complicaciones quirúrgicas. La Organización Mundial de la Salud reconoce que las actuales tasas de cesáreas a nivel mundial son alarmantes y no dan signos de irse a detener en su crecimiento. En 2014 la OMS realizó una revisión sistemática de estudios con el objetivo de identificar, evaluar de forma crítica y sintetizar la relación entre las tasas de cesárea y los resultados maternos, perinatales y neonatales (Betran *et al.*, 2015). Un comité de expertos internacionales analizó estos resultados en Ginebra los días 8 y 9 de octubre de 2014. Entre sus conclusiones destaca esta: «a nivel de población, las tasas de cesárea superiores al 10 % no están asociadas con una reducción en las tasas de mortalidad materna y neonatal» (Betran *et al.*, 2016).

En la investigación de la OMS no se consideraron los aspectos psicológicos y sociales, tan solo la mortalidad materna y neonatal. Como la mortalidad de las cesáreas es menos frecuente en países desarrollados, los expertos señalaron además que los estudios futuros deberán evaluar las consecuencias de las cesáreas para la morbilidad materna y perinatal a corto y a largo plazo, incluyendo los aspectos psicológicos respecto de la relación madre-hijo, la salud psicológica de la madre, la capacidad de las mujeres para iniciar la lactancia de forma satisfactoria y los resultados pediátricos.

Las cifras hablan por sí solas. Al menos una de cada cinco mujeres en todo el mundo da a luz por cesárea (siendo muy prudentes en la estimación, probablemente sean más). Entre 1990 y 2014 las tasas de cesáreas a nivel mundial pasaron del 6,7 % al 19,1 %, lo que significa un aumento absoluto del 12,4 % (Betran *et al.*, 2016). En Latinoamérica el 40,5 % de los nacimientos son por cesárea (Betran *et al.*, 2016) y en algunas clínicas privadas más del 90 % de los bebés nacen por cesárea. En algunos países como Egipto se incrementaron en ese mismo período del 4,6 % al 51,8 %. En el norte de África pasaron del 4,5 % al 27,8 %, mientras que en África subsahariana la tasa casi no cambió (del 2,3 % al 3,5 %).

El problema también radica en esa desigualdad. En algunos sitios probablemente muchas mujeres no tengan todavía acceso a una cesárea cuando es necesario, lo que lleva a la OMS a matizar que «debe hacerse todo lo posible para realizar cesáreas a todas las mujeres que lo necesiten en lugar de intentar alcanzar una tasa determinada» (Betran, Torloni, Zhang, Gulmezoglu y WHO Working Group on Caesarean Section, 2016). Además, la OMS anima a que se utilicen los criterios de Robson (que permiten clasificar las cesáreas en función de la razón por la que se han realizado) para que las cifras de cesáreas puedan ser comparables entre países, ya que todavía hay mucha desigualdad en la manera de registrar los partos y cesáreas, lo que dificulta enormemente el análisis comparativo.

Las explicaciones de esas elevadas tasas de cesáreas obviamente no debemos buscarlas solo en causas médicas. Hay que incluir en el análisis los aspectos sociales y culturales, los miedos, la situación de vida de las mujeres, etc. (Betran *et al.*, 2016). Hace ya años que la OMS viene criticando la excesiva medicalización de la atención al parto y nacimiento (Johanson, Newburn y Macfarlane, 2002), pero en sus últimas declaraciones ya se nombra el abuso y maltrato en el parto como un problema global (Lukasse *et al.*, 2015), algo que se empieza a denunciar bajo el concepto de violencia obstétrica.

MEDICALIZACIÓN DEL PARTO

La definición que da el diccionario de la RAE de medicalizar es «dar carácter médico a algo» y señala como ejemplo precisamente «la medicalización del parto». Resulta muy ilustrativo. El parto no es una enfermedad, pero se atiende como tal. En los hospitales del mundo occidental se trata a las parturientas como si fueran bombas de relojería a punto de estallar. Desde el modelo médico se atiende todo el proceso del parto como si el embarazo fuese una enfermedad que hubiese que finalizar cuanto antes con la extracción del bebé al que llaman feto.

El camino para la medicalización del parto puede iniciarse en la primera ecografía del embarazo. A veces incluso los médicos contradicen a las mujeres ¡en lo que a la fecha de concepción se refiere! Así mueven la mítica «fecha probable de parto» (FPP) una semana adelante (más raramente atrás) basándose en el tamaño del saco embrionario en las primeras semanas del embarazo, por ejemplo, lo que al final del embarazo traerá como consecuencia que se induzcan muchos partos porque supuestamente la mujer «ha salido de cuentas» cuando aún le podían quedar una o dos semanas de feliz gestación. Otras veces, se induce llegada la semana 37 porque parece que el bebé «no crece lo suficiente», aunque esto tampoco está demostrado que sea saludable ni exento de riesgos (Bond *et al.*, 2015).

Las tasas de inducciones son otro de los indicadores más visibles de la medicalización del parto, aunque muchas veces ni siquiera se recoge el dato de que el parto fue provocado antes de tiempo, o peor aún, la propia madre no sabe que el doloroso tacto vaginal que le hicieron en la consulta del ginecólogo al final del embarazo era para desencadenar el parto. La llamada Maniobra de Hamilton, consistente en introducir un dedo en la vagina hasta el cuello del útero y una vez allí rotarlo para intentar despegar las membranas, es decir, separar la bolsa amniótica de la pared del útero, puede bastar para desencadenar un parto cuando este ya está próximo. Tremendo que en muchísimos casos se realice sin ni siquiera pedir consentimiento a la mujer o informarle de los riesgos.

Llegado el parto, se suele monitorizar electrónicamente cada segundo del latido cardíaco del bebé, aunque la evidencia científica ha demostrado sobradamente que esto no solo es inútil: además es muy peligroso en los partos de bajo riesgo (Bailey, 2009). En 2009 el Grupo de Trabajo de Servicios Preventivos de Estados Unidos (más conocido como US Preventive Task Force, un prestigioso grupo independiente de expertos en medicina basada en la evidencia y la prevención) recomendó que no se use la monitorización continua en partos de bajo riesgo (Bailey, 2009). Una revisión de la Cochrane actualizada recientemente encontró que la monitorización electrónica del latido cardíaco fetal comparada con la auscultación intermitente al llegar al hospital aumentaba el riesgo de cesárea en un 20 % sin aportar beneficios (Devane *et al.*, 2017). Antes y después de la monitorización se suelen hacer numerosos tactos vaginales, lo que incrementa notablemente el riesgo de infecciones graves tanto para el bebé como para la madre. Esto suele causar que muchos recién nacidos tengan que pasar sus primeros días ingresados en una unidad de cuidados intensivos neonatales.

El que esté tan aceptado que para valorar la evolución del parto haya que hacer tactos vaginales cuando no se ha demostrado su eficacia es llamativo. En una revisión de la Cochrane respecto a los tactos vaginales a las parturientas, las autoras concluyeron: «Es sorprendente que se utilice tan ampliamente esta intervención sin evidencia suficiente de su efectividad, especialmente considerando lo delicada que es la intervención para las mujeres que la reciben y el potencial para consecuencias adversas en algunos sitios. La efectividad y el uso y el momento de los exámenes vaginales rutinarios en el parto deberían ser objeto de nuevas investigaciones de forma urgente.» (Downe, Gyte, Dahlen y Singata, 2013).

En los hospitales se ofrece la anestesia epidural rutinariamente a todas las embarazadas como si fuera la panacea. He llegado a escuchar incluso a anestesistas decir en charlas de información al parto para embarazadas que con la epidural los bebés sufren menos en el parto y «oxigenan mejor» que sin ella, lo que obviamente es falso. Con la epidural casi siempre va asociado el uso de oxitocina sintética, que acelera las contracciones de forma dolorosísima, poniendo en peligro el aporte de oxígeno al bebé. El uso indiscriminado de esta oxitocina sintética me parece uno de los problemas más graves actualmente en la atención al parto. Además, aunque la epidural se puede poner de forma que la mujer pueda luego seguir moviéndose libremente (la popularmente llamada «*walking* epidural»), en muchos hospitales esto no se ofrece, con lo que con la epidural la mujer queda obligada a permanecer el resto del parto en la cama o en el potro obstétrico. (¡Se sigue colocando a muchas parturientas en posturas absurdas!)

Muchos médicos que atienden partos están convencidos de la peligrosidad extrema del parto. Algunos ni siquiera han visto nunca un parto sin intervenciones médicas o, por poner otro ejemplo, un parto vaginal de nalgas. Por el contrario, la mayoría de los partos que han visto o atendido estaban muy medicalizados y por eso se complicaban en mayor o menor grado, pero ¿cómo hacerles ver que gran parte de esas complicaciones son precisamente consecuencia de las intervenciones que se han hecho?

El uso de oxitocina sintética, por ejemplo, puede llegar a saturar todos los receptores de oxitocina en el útero, haciendo que este ya no responda al fármaco ni se contraiga más, lo que puede producir una hemorragia masiva o catastrófica. Sin embargo, está tan asumido que la oxitocina se da para contraer el útero que la mayoría de los obstetras desconocen o niegan que su uso pueda ser justo la causa de esas hemorragias masivas gravísimas en postparto que todos han visto (Belghiti *et al.*, 2011). Lo mismo se puede decir de otras complicaciones graves: ¿cuántos bebés sufren falta de oxígeno en el parto con el consiguiente daño por culpa de las contracciones brutales que en algunos casos provoca la oxitocina sintética o por que la madre esté colocada en una postura que dificulta la circulación de la sangre al útero? Muchos obstetras, sin embargo, consideran que esas complicaciones graves son inherentes al parto en sí mismo y son incapaces de comprender cómo sus intervenciones rutinarias lo complican tantísimo.

La medicalización del parto provoca complicaciones iatrogénicas severas (Belghiti *et al.*, 2011; Johanson *et al.*, 2002). Si los profesionales no tienen un espacio de apoyo donde abordar este aspecto iatrogénico de los cuidados pueden entrar en una espiral de medicalización creciente como única estrategia defensiva. Entonces el parto se percibe como un suceso muy peligroso, «una bomba de relojería a punto de estallar», sin que los que lo atienden lleguen a ser conscientes de como la cascada de intervenciones innecesarias desencadena la iatrogenia dando lugar a más intervencionismo, más riesgo y más dolor.

Claro, así visto, la satisfacción de la madre con la experiencia o su vivencia parecen una pequeñez en comparación con el riesgo de «vida o muerte». Cuando esta mayoría de profesionales, por ejemplo, escuchan que una madre ha tenido un buen parto en su casa atendido por una matrona suelen pensar que «ha tenido muchísima suerte». Se apoyan precisamente en esa presunta peligrosidad del parto para desaconsejar y criticar el parto en casa. No se molestan siquiera en conocer los numerosos estudios que señalan que el parto en casa en ciertas condiciones (atendido por una buena matrona, sobre todo, y siempre que la madre no tenga una enfermedad grave y pueda acceder en un tiempo razonable a un hospital si hay una complicación) parece ser más seguro para las madres sanas que el parto hospitalario (Blix, Huitfeldt, Oian, Straume y Kumle, 2012). Esta evidencia científica se encuentra, por ejemplo, detrás de la recomendación de la guía británica NICE[36] del parto en casa

36. https://www.nice.org.uk/guidance/cg190

como opción preferente por ser más segura para mujeres que ya han parido anteriormente.

La antropóloga Robbin Floyd Davies analiza cómo en la actualidad muchas prácticas «tecnocráticas» del nacimiento no cuentan con evidencia científica que las respalde. Si no tienen sentido «fisiológico», ¿cómo se explica que se hayan desarrollado y que aún se practiquen, incluso cuando sabemos que no hay evidencia que las respalde? Porque tienen sentido cultural, explica esta experta (Davis-Floyd, 1994). No se puede entender la atención al parto en la actualidad sin conocer la historia y sin analizar el contexto cultural y social actual.

Es largo explicar cómo hemos llegado hasta aquí y difícil analizar la dimensión del problema. Hay todo un contexto social, cultural, histórico. Cuando revisamos las cifras de cesáreas, inducciones, episiotomías, recién nacidos hospitalizados, etc., tenemos que hacernos algunas preguntas: ¿realmente el cuerpo de la mujer tiene tanta dificultad para parir? ¿Es tan peligroso el parto como nos cuentan? ¿Puede ser que la actual atención al parto sea más peligrosa que el parto en sí mismo? ¿El hecho de que parir sea un acto exclusivamente femenino de qué manera influye en esa atención que tantas veces roza el ensañamiento? Hay una cuestión de género subyacente en todo el modelo actual de atención al parto que es necesario visibilizar y analizar para poder mejorar la atención y hacerla más segura y satisfactoria, no solo para las madres y sus familias, sino también para los profesionales.

¿Necesitamos las mujeres la atención profesional al parto? ¿Qué porcentaje de partos se complican cuando no hay asistencia profesional? O, dicho de otra forma: ¿cuántos partos acabarían mal espontáneamente? Personalmente me parece que si aceptáramos el 10 % que sugiere la OMS como el porcentaje de mujeres que necesitan una intervención quirúrgica como es la cesárea para tener un bebé sano (pecando de prudentes) entonces el otro 90 % deberían ser partos en los que no fuera preciso hacer nada. Sin embargo, el otro 90 % suelen parir con muchísimas intervenciones, es decir, no tenemos el dato de cuántas mujeres paren con atención, pero sin intervenciones: probablemente sean muy pocas.

Aunque parezca de Perogrullo, empecemos por esta cuestión: ¿necesitamos parir acompañadas? ¿Necesitamos que alguien nos atienda el parto? ¿Por qué? Es interesante observar qué hacen otras mamíferas para dar a luz.

Para los primates no humanos, el parto suele ser un evento solitario, como para casi todas las mamíferas. Entre estas últimas hay algunas excepciones: cuando una elefanta se pone de parto, las hembras de la manada se ponen en círculo y rodean a la parturienta, protegiéndola hasta que ha parido.[37] Entre los primates, las especies nocturnas como los monos suelen dar a luz por la noche; las especies diurnas como los prosimios suelen dar a luz por el día.

37. http://www.dailymail.co.uk/news/article-2108183/Herd-elephants-huddles-round-female-gives-birth.html

El parto es más difícil para los primates pequeños que para los grandes. No es infrecuente la muerte neonatal en los primates más pequeños por desproporción cefalopélvica, es decir, porque la cabeza del monito quede atascada en la pelvis materna. Las monas parturientas suelen buscar el aislamiento, a menudo en los árboles, lo que las protege de los predadores terrestres. Otros monos pueden presenciar el parto desde la distancia, pero no atienden ni ayudan a la madre ni al bebé. Las monas suelen parir en cuclillas. Las crías recién nacidas son capaces de sostenerse con las manos apegadas a la madre.

La razón que más se da para defender la necesidad de que los partos de las mujeres sean asistidos es lo que se llama el dilema obstétrico, o la estrechez de la pelvis para la enorme, en proporción, cabeza del recién nacido humano. Los defensores de este argumento señalan que sin asistencia muchas mujeres y/o bebés morirían en los partos por culpa de esa estrechez de la pelvis que puede hacer que la cabeza del bebé quede literalmente atascada en el canal del parto. Se atribuye la estrechez de la pelvis al bipedalismo, es decir, se dice que cuando nuestros antepasados ganaron la marcha vertical fue necesario estrechar la pelvis, lo que a su vez generó el conflicto en el parto al ser la cabeza de los bebés demasiado grande.

El parto en la especie humana suele ser acompañado. Según las investigadoras de la llamada «obstetricia evolutiva» la atención al parto nace con el bipedalismo, y, por lo tanto, es tan antigua como la familia homínida en sí misma (K. R. Rosenberg y Trevathan, 2001). El bebé suele salir mirando hacia atrás y la mayoría de las mujeres buscan estar en cuclillas o sentadas para parir. Es interesante, porque estando en cuclillas la apertura del diámetro pélvico es un 30 % mayor. En una revisión de las posturas más frecuentes para dar a luz en 159 culturas se encontró que estas eran: sentadas 27, arrodilladas 44, en cuclillas 26, semiacostada o en hamaca 17, tumbada 16 y de pie en 9. Parece que el parto vertical, en cuclillas, sentada o de pie es lo ideal y disminuye complicaciones según algunos estudios. El parto en cuclillas sucede sobre todo en culturas donde las mujeres hacen buena parte de su trabajo en esa postura: cocinan, cuidan, limpian...

Tradicionalmente, por lo que se ve, las mujeres suelen buscar asistencia de otras mujeres expertas para parir. Estas autoras sugieren que esto es consecuencia de las diferencias mecánicas en el parto, resultado de otras diferencias anatómicas. Según ellas, la asistencia es una adaptación dado que el bebé suele salir mirando en dirección contraria a la madre, lo que hace que para ella sea difícil cogerlo, limpiarlo o quitar el cordón del cuello. En un análisis de 296 culturas, los etnógrafos solo encontraron 24 en las que en ocasiones el parto sucede sin atención, y en esos casos además es solo después del primer parto (Trevathan, 1987). En el resto, siempre con atención.

El acompañamiento en el parto parece ser un fenómeno universal. El parto en la especie humana es un evento social más que solitario (K. R. Rosenberg y Trevathan, 2002). Los niveles altísimos de oxitocina que libera la parturienta, tal vez afecten también a las que le acompañan, o, tal vez la naturaleza haya previsto que allí presentes se vinculen de alguna manera con el bebé que llega. El que en esos primeros momentos haya varias personas puede tener cierta lógica social de cara a compartir la crianza del recién nacido; que los allí presentes se vinculen con el bebé de una u otra manera. Si en la mayoría de sociedades las mujeres buscan asistencia de expertas como mínimo para el primer parto probablemente sea porque lo necesiten, es decir, porque así el parto sea más seguro. Pero ¿qué tipo de asistencia ofrecían esas expertas, que originalmente eran siempre otras mujeres de la comunidad? Seguramente un aspecto clave de esa atención era ofrecer apoyo emocional para que la madre se sintiera segura y protegida para centrarse en su cuerpo y en su parto.

Parece que las madres necesitemos la asistencia al parto para cuidar el escenario neurohormonal, para garantizar que se alcancen esos niveles máximos de oxitocina que, por un lado, producen las contracciones más efectivas para que salga el bebé, y por otro hacen que la madre y su bebé se vinculen amorosamente desde el nacimiento. Visto así, la principal tarea de los que atienden el parto debería ser cuidar el estado psíquico materno como manera de prevenir eficazmente las complicaciones.

El debate, no obstante, no parece cerrado. Recientemente se ha publicado «que la pelvis no es tan estrecha como se piensa» (Warrener, Lewton, Pontzer y Lieberman, 2015). En diciembre del 2016 otro estudio afirma que las cesáreas van a cambiar la evolución de la especie humana al permitir que nazcan sanos bebés que en otros tiempos habrían fallecido en el canal del parto por el gran tamaño de su cabeza (Mitteroecker, Huttegger, Fischer y Pavlicev, 2016). Estas teorías me parecen misóginas e incorrectas; revelan un profundo desconocimiento de la fisiología del parto.

HISTORIA DE LA ATENCIÓN AL PARTO: UNA LUCHA POR PODER

Durante muchísimos siglos, probablemente miles de años, en todo el mundo los partos los atendían las parteras: mujeres expertas que, además, solían tener conocimientos de plantas medicinales y cuidados. Tradicionalmente, se reconocía que las matronas tenían un vínculo ancestral con la vida y con la muerte. Antiguamente, se exigían dos condiciones a las parteras en Inglaterra: ser fuertes físicamente, para resistir, sostener físicamente a la parturienta, no dormir, etc. Y, además, ser valientes.

El que los hombres entraran en los partos y terminaran dirigiéndolos costó mucho. La quema de brujas en la Inquisición europea fue en buena parte la quema de las sanadoras: parteras y curanderas tradicionales, y es que, entre otras cosas, se estaba librando una lucha encarnizada por el poder médico que duró casi cuatro siglos (Ehrenreich y English, 1973).

En su libro *Cómo se sale de aquí*, Randy Hutter Epstein repasa la historia de la partería y la obstetricia (Hutter Epstein, 2010). Muchos murieron en la hoguera: no solo las parteras, también mujeres que pedían alivio para los dolores del parto e incluso hombres que querían estar presentes. Algunos de los ejemplos que cita Epstein resultan muy ilustrativos: el médico Wert fue quemado en la hoguera por haberse colado en un paritorio disfrazado de mujer (1522); Eufame Maclayne fue quemada en la hoguera porque pidió algo para aliviar el dolor mientras paría a sus gemelos (1571), etc. Cuenta Epstein que, en el siglo XVI, los médicos empezaron a empañar la reputación de las comadronas para hacerse con un hueco en un negocio hasta entonces copado por las mujeres. Los galenos de la época necesitaban eliminar a aquellas mujeres sabias, sanadoras y, de paso, hacerse con el poder económico que podía suponer cobrar por atender todos los partos. Según esta autora, fue con la invención de las herramientas obstétricas con lo que el parto dejó de ser un viaje en gran medida espiritual para convertirse en un procedimiento médico. Este cambio comenzó en el siglo XVI, pero continúa vigente en el XXI. La historia de la atención al parto es también la historia de la mujer, de la lucha por el poder entre médicos y parteras o sanadoras, de la medicina.

Esta lucha de poder por atender el parto aún perdura, todavía de forma bastante encarnizada. En la actualidad, cómo se atienden los partos está muy influido por quién atiende: el modelo médico obstétrico dista bastante del modelo de la matronería. Aunque hay consenso y evidencia de que el parto normal lo atienden mejor las matronas y de que los obstetras son expertos en patología, en la práctica en la mayoría de lugares los partos los atienden los obstetras, expertos en complicaciones, lo que ya de entrada puede ser una complicación en sí misma, valga la redundancia. El doctor Marsden Wagner, que llegó a ser director del programa de salud materno-infantil de la OMS, solía decir que tener a un obstetra atendiendo cada parto por si algo va mal era tan ridículo como tener a un cirujano pediátrico vigilando a cada niño de dos años que se columpia por si acaso se hace un traumatismo en la caída.

Médicos versus matronas. Parece que el modelo médico y el de la matronería fueran dos modelos complementarios, o excluyentes.

La realidad es tremendamente compleja, pero por ahora gana claramente el poder obstétrico.

NEUROBIOLOGÍA PARA LA ATENCIÓN AL PARTO: LA RELACIÓN ES CLAVE

Para parir bien se necesita lo mismo que para hacer el amor bien: intimidad, confianza, sentirse segura, respetada... Como ya hemos descrito, son las mismas hormonas las que dirigen el acto sexual y el parto, se liberan de la misma manera. (Es llamativo, por ejemplo, el olor del parto.)

Para que se liberen las neurohormonas del parto es necesario facilitar ese estado alterado de conciencia del que hablábamos, el «estar de parto». ¿Cómo? Molestando lo mínimo... Si cuando una pareja está haciendo el amor recibe una llamada de teléfono y uno de los dos la atiende, la relación íntima se interrumpe de forma súbita y puede tardarse un buen rato en retomar el clímax, ¿no? Con el parto sucede lo mismo. Si a una parturienta se le interrumpe para hacerle preguntas y pedirle que active el intelecto lo normal es que el parto se detenga. Para parir bien es preciso «desactivar el neocórtex», es decir, dejar de pensar y pasar a ese estado alterado más emocional.

Por esa neurobiología del parto se entiende que las parturientas necesitan sentirse seguras, lo que se facilita con la presencia de una matrona cuidadosa a la que se conozca con anterioridad (Halldorsdottir y Karlsdottir, 1996). Conocer a la matrona que atiende y ofrece apoyo continuo disminuye la necesidad de alivio de dolor (Leap *et al.*, 2010). Además, las mujeres de parto tienen la necesidad de saber qué está pasando, cómo avanza el parto, y que su pareja esté presente. Sentir que tienen el control de sí mismas y de las circunstancias. Cuando esto sucede, las mujeres se sienten fuertes y no tienen miedo. Al contrario, pueden sentirse muy frágiles si no tienen ese apoyo. La comprensión y la empatía, sentirse cuidadas, acompañadas, apoyadas, son necesidades primordiales para parir bien. Las mujeres expresan esa necesidad de tener una buena relación con la matrona, «de poder expresarme libremente con ella, sin ser tímida...» y de que estén solo presentes en ese momento tan íntimo las personas involucradas (Halldorsdottir y Karlsdottir, 1996). En resumen, necesitan una relación de confianza con la profesional que las atiende, que esta sea conocida y familiar, que haya una relación previa, no sentirse amenazadas, estresadas ni juzgadas... Y poder mostrarse tal y como son en su intimidad sexual.

La mayoría de las personas no son capaces de tener relaciones sexuales delante de desconocidos vestidos de médicos o en un quirófano aséptico bajo un foco y con monitores en la vagina... Igualmente es casi imposible parir bien rodeada de desconocidos en un paritorio bajo la luz cegadora de un foco y sin poder moverse libremente. El estrés de la madre al sentirse expuesta delante de desconocidos es más que suficiente para detener el parto o incluso hacer que el bebé empiece a sufrir. Consuelo Ruiz Vélez-Frías, matrona experta que durante la dictadura franquista atendió miles de partos de manera fisiológica, lo resumía de una manera nada romántica. Decía Consuelo: «Parir es como cagar, un acto fisiológico...» ¿Quién es capaz de defecar tumbado con las piernas en alto y rodeado de desconocidos?

Seguramente, las mujeres necesiten vincularse con la persona que las atiende. Por eso, que te atienda un desconocido no tiene sentido y probablemente eso ya complique en sí mismo el parto. Como observa Penny Simkin, doula expertísima: «El parto avanza bien cuando la mujer se siente segura, cuidada y respetada; cuando puede moverse, estar activa libremente, en vertical; cuando su dolor se maneja de forma segura y adecuada. El bienestar se incrementa con su pareja o seres queridos, con profesionales competentes y confidentes y doulas, en un lugar de parto acogedor, cálido y bien equipado. Si la mujer se siente avergonzada, inhibida, ridiculizada, expuesta, incompetente, sola, juzgada, insegura, limitada, atada, ignorada, poco respetada, o insignificante, se genera una reacción psicobiológica que interfiere con el progreso eficaz del parto.»[38]

Este argumento de la similitud entre las relaciones amorosas e íntimas y el parto ha sido recurrentemente esgrimido por los defensores del parto natural (Odent, 1982). En esos ámbitos es más conocida la necesidad de respetar el peculiar estado alterado de conciencia del parto y lo importante que es «no molestar». Por el contrario, en los ambientes de atención al parto más medicalizados, como son los grandes hospitales, se suele desdeñar o ignorar la importancia de facilitar el escenario neurohormonal del parto fisiológico, que pasa por respetar el ambiente de intimidad sexual en el que la mujer pueda escuchar su cuerpo y expresarse y moverse con total libertad, sin inhibiciones (Buckley, 2015).

38. https://www.pennysimkin.com

Sin embargo, se ha prestado menos atención a lo que sucede al otro lado, es decir, al efecto que atender partos y trabajar con toda esta parte de la sexualidad de las personas tiene en los profesionales. ¿Cómo es atender partos para los profesionales? ¿Cómo es esa especial relación profesional y cómo debería ser? ¿Cómo es trabajar con la intimidad y la sexualidad de las mujeres y sus parejas? ¿Cómo afecta a la vida personal?

Para atender bien un parto hay que estar cómoda con la exposición sexual de la parturienta. Hay que conocer muy bien la fisiología para cuidarla y para saber detectar cuando hay un problema. La principal herramienta de las matronas probablemente sea la intuición, la empatía, la capacidad de conectar con la mujer que está de parto, además de sus valiosos conocimientos técnicos y científicos.

Implicarse con una parturienta, como señala Penny Simkin, conlleva abrirse y exponerse. Ser capaz de observar cómo está y se siente la mujer, su estado afectivo, pero también el propio. Trabajar con las emociones de la parturienta requiere un trabajo personal en el lado del profesional. Para atender las necesidades emocionales de otra persona se requiere trabajar desde las propias emociones, lo que puede ser fuente de estrés en los sanitarios.

La empatía es la capacidad de experimentar lo que sienten otros y de participar en su experiencia. En el trabajo de las matronas hay un alto grado de mutualidad y reciprocidad que puede ir más allá de la empatía. Es la disponibilidad emocional de la matrona la que favorece que la mujer se deje llevar en el parto (Hunter, 2002; Lundgren y Dahlberg, 2002). Pero, precisamente por ello, si algo sale mal es devastador también para la matrona. Para atender bien un parto hay que implicarse, pero esto puede ser tremendamente difícil o imposible en según qué contextos laborales.

EL SUFRIMIENTO Y EL TRAUMA DE LAS PROFESIONALES DEL PARTO

El agotamiento y sufrimiento de las matronas es épico. Muchas, la inmensa mayoría, entraron en la profesión con vocación de cuidar a las madres, de ofrecerles los mejores cuidados posibles. Demasiado a menudo se encuentran que esto es casi imposible dadas las pésimas condiciones y altísimas exigencias de su entorno laboral. Como señalaba una matrona en una carta anónima publicada en un periódico británico:

> No puedo trabajar de manera individualizada con la mujer cuando estoy atendiendo a tantas mujeres a la vez. Me resulta casi imposible ofrecer cuidados de calidad a las mujeres y sus bebés cuando tengo que atender a tantas. No siempre puedo ser empática y amable cuando tengo hambre y estoy agotada porque no hay nadie que me releve. Personalmente me resulta devastador, ya que fue precisamente el cuidar a las mujeres, el darles unos cuidados de alta calidad y seguros y con compasión lo que primero me motivó a ser matrona.
>
> La realidad es que a menudo mi trabajo me deja agotada, frustrada e insatisfecha, y así no puedo hacer el buen trabajo que sé que soy capaz de hacer...

Me enfada y me entristece mucho que la única solución parece ser que deje mi trabajo y abandone mi profesión, un trabajo que conozco y sé hacer bien... No puedo seguir trabajando así, agotada, frustrada, con miedo...[39]

Mavis Kirkham, profesora y matrona británica, detalla y analiza las dificultades que encuentran las matronas británicas, cómo la mayoría eligen trabajar con jornada reducida no para cuidar a hijos o padres mayores, sino para poder cuidarse ellas y poder afrontar las dificultades de su trabajo, y cómo muchas abandonan la profesión.

«Es casi milagroso que tantas matronas trabajen tan duro para cuidar a las madres en un sistema que no valora ni la matronería ni la maternidad», afirma esta matrona veterana. Algunas incluso, señala Kirkham, optan por convertirse en doulas después de años trabajando como matronas, curiosamente.

Los obstetras tampoco lo tienen fácil. En el contexto actual de medicina defensiva muchos viven un estrés enorme cuando algo sale mal en un parto y algunos deciden por ello dejar la obstetricia y dedicarse solo a la ginecología (Ghetti, Chang y Gosman, 2009; Mollart, Skinner, Newing y Foureur, 2013). Son los profesionales más demandados, y es importante señalar que actualmente reciben más demandas por no hacer una cesárea que por hacerla de forma innecesaria, por ejemplo. En muchas ocasiones, cuando el bebé sufre un daño se denuncia para obtener una indemnización que cubra los gastos

39. http://www.independent.co.uk/life-style/health-and-families/health-news/a-call-from-the-midwife-why-i-am-resigning-after-10-years-in-the-nhs-9035417.html

derivados de la atención que necesitará el bebé y que, en buena parte, no se incluyen en la seguridad social ni en el deficiente sistema actual de ayudas a las personas con discapacidad o dependencia.

A ese estrés del contexto social que promueve la medicina defensiva hay que añadir que las circunstancias laborales de muchos médicos y matronas dejan mucho que desear. Los hospitales no cuidan la salud de sus profesionales. Muchas ginecólogas o matronas sufren un enorme estrés en sus propios embarazos por culpa de sus jefes o compañeros de servicio que muestran escasa empatía cuando una colega se queda embarazada.

Los profesionales del parto pueden estar igual de traumatizados por la forma de trabajo deshumanizada. Pueden sentirse impotentes e incapaces de intervenir para evitar el trauma. En un estudio de Cheryl Beck, el 26 % de las enfermeras obstétricas cumplían todos los criterios diagnósticos para un trastorno de estrés postraumático (TEPT) por haber sido testigos del trauma de sus pacientes (Beck y Gable, 2012). Presenciar lo que las enfermeras del paritorio definían como partos abusivos amplificaba su riesgo de sufrir un trauma secundario.

En ese estudio cualitativo, las enfermeras utilizaban frases como «el médico la violó», «un parto perfecto se convirtió en violento», «fue innecesariamente rudo con su periné», «me sentí cómplice de un crimen» o incluso «me sentí como si estuviera presenciando una violación». Se sentían tremendamente culpables y decían que habían fallado a sus pacientes al no defenderlas ni cuestionar las cosas que estaban haciendo los obstetras (Beck y Gable, 2012).

Matronas, ginecólogas, residentes, enfermeras... Muchos dejaron de trabajar en el paritorio porque no soportaban trabajar de forma violenta, no se sentían capacés de hacer episiotomías a mansalva, maniobras de Kristeller u observar cómo otros lo hacían. Las que siguen ahí, en paritorios donde el respeto hacia las mujeres no es absoluto, continúan sufriendo con insomnio, con irritabilidad, con conflictos graves en ocasiones. A menudo esa sensibilidad exquisita se vive como un fallo personal, como no ser capaz de hacer lo que otros sí hacen, o de cobardía por no atreverse a dejar el puesto de trabajo o a plantarse ante los que dan órdenes absurdas y dañinas. El coste personal es altísimo. Para abordarlo es preciso nombrar y comprender la dimensión de la violencia.

VIOLENCIA OBSTÉTRICA

El primer país que reconoció la violencia obstétrica como concepto legal fue Venezuela. En la Ley Orgánica sobre el Derecho de las mujeres a una vida libre de violencia publicada el 19 de marzo de 2007 se define como violencia obstétrica: «La apropiación del cuerpo y procesos reproductivos de las mujeres por prestadores de salud, que se expresa en un trato jerárquico deshumanizador, en un abuso de medicalización y patologización de los procesos naturales, trayendo consigo pérdida de autonomía y capacidad de decidir libremente sobre sus cuerpos y sexualidad impactando negativamente en la calidad de vida de las mujeres» (Pérez D'Gregorio, 2010). En el artículo 51 de dicha ley se detalla que se considerarán actos constitutivos de violencia obstétrica: 1) No atender oportuna y eficazmente las emergencias obstétricas. 2) Obligar a la mujer a parir en posición supina y con las piernas levantadas, existiendo los medios necesarios para la realización del parto vertical. 3) Obstaculizar el apego precoz del niño o niña con su madre sin causa médica justificada, negándole la posibilidad de cargarlo o cargarla y amamantarlo o amamantarla inmediatamente al nacer. 4) Alterar el proceso natural del parto de bajo riesgo mediante el uso de técnicas de aceleración, sin obtener el consentimiento voluntario, expreso e informado de la mujer. 5) Practicar el parto por vía de cesárea, existiendo condiciones para el parto natural, sin obtener el consentimiento voluntario, expreso e informado de la mujer (Pérez D'Gregorio, 2010). Posteriormente se ha reconocido en otros países como México y Argentina, donde la violencia obstétrica también está tipificada como delito (Fernández Guillén, 2015). A nivel de activismo desde la creación del primer Observatorio de Violencia Obstétrica, en España, a finales de 2014, han surgido otros observatorios en países como Chile, Francia, Italia, Portugal, Argentina y Croacia que actualmente se agrupan en una red internacional que trabaja para erradicar este tipo de violencia.[40]

¿Cómo llegan los profesionales que atienden partos a ejercer la violencia obstétrica? Seguramente no haya una única respuesta. Por un lado, la falta de formación y de habilidades técnicas para afrontar los aspectos psicológicos, emocionales y sexuales del parto. A muchos ni siquiera les han enseñado habilidades básicas de comuni-

---

40. https://www.elpartoesnuestro.es/blog/2016/03/11/interovo2016-primer-encuentro-internacional-de-observatorios-de-la-violencia-obstetrica

cación clínica en sus estudios de medicina o enfermería, o durante la formación como especialistas en obstetricia o matronería. Durante la residencia los aspectos psicológicos brillan por su ausencia, especialmente en el caso de los futuros obstetras. Tampoco les han mostrado la importancia de cuidar el estado psíquico de la parturienta ni han podido aprender sobre cómo las emociones de los profesionales, y muy especialmente el miedo, influyen en la mujer que está de parto.

Por otra parte, desde la psicología de las organizaciones se viene estudiando desde hace décadas el Síndrome de Burnout o estar quemado, frecuente entre los profesionales que trabajan con personas y muy especialmente los sanitarios. Los profesionales quemados tienen un alto agotamiento emocional, una baja autoestima profesional y tratan a sus clientes o pacientes de una forma despersonalizada (Maslach y Jackson, 1981).

Aunque el síndrome favorece que los profesionales afectados abandonen o cambien de trabajo, en nuestro entorno con poca movilidad laboral, los trabajadores quemados suelen permanecer en sus puestos de trabajo y, en muchos casos, se produce un triste efecto contagio. Incluso gente joven y motivada puede quemarse en poco tiempo trabajando en un lugar donde no se intenta mejorar la asistencia o donde se mofan de las peticiones emocionales de las parturientas. La salud psíquica de los profesionales sanitarios no es un lujo, sino un aspecto imprescindible a tener en cuenta para que puedan trabajar de forma óptima (Fernández Canti, 1995).

En 2013 participé en la Universidad de Valparaíso, Chile, en una jornada monográfica sobre violencia obstétrica. Se oyeron muchas voces de matronas, estudiantes, ginecólogas traumatizadas a su vez por la violencia que se han visto en muchos casos obligadas a ejercer. Se habló de cómo a veces se acosa a las estudiantes o residentes por la misma razón. Estaban presentes las directoras de la escuela y otras responsables de la formación. Todas escucharon, muchas lloraron, muchas hablaron. Una matrona me describió la primera vez que, como estudiante, fue a un parto junto con otras dos compañeras: «Fue un parto muy violento, una compañera se desmayó allí mismo.» «En los primeros meses de rotatorio en paritorio muchos desistieron, muchos enfermaron, yo pasé seis meses con colon irritable porque en realidad necesitaba tomar benzodiacepinas para soportar estar allí.»

En el año 2014 la matrona Lola Ruiz Berdún y yo misma llevamos a cabo un estudio preliminar para investigar el conocimiento del concepto de violencia obstétrica por parte de los profesionales de la atención al parto, así como el impacto que tiene en su vida profesional y personal. Lanzamos una encuesta piloto, consistente en un cuestionario *online*, autoadministrable con 11 ítems, que respondieron 74 profesionales de forma anónima («Encuesta sobre V.O. para profesionales»).

A la pregunta ¿has sido testigo de V.O. en tu formación? Un 94 % de los profesionales respondieron que habían sido testigos de violencia obstétrica en su formación. Además, un 80 % sentían que se les había enseñado a ejercer o ser cómplice de la violencia obstétrica. El 79 % se habían sentido obligados o presionados para ejercer prácticas violentas en el paritorio. Cuando les pedimos que describieran situaciones que consideraban violencia obstétrica dieron claros ejemplos de una violencia grave e institucionalizada hacia la mujer de parto y su bebé:

«Mujeres a las que se seda para que estén tranquilas y no molesten, partos que se instrumentan para que el residente practique, mujeres a las que se les chilla que están haciendo mal, que van a matar a sus hijos...»

«Ser testigo de fórceps innecesarios porque se tenía que ir a cenar. Preparar a una mujer para cesárea, sin más indicación que el interés por acabar antes de una hora determinada.»

«Frases como: no les expliques tanto a las mujeres... Cuanto menos sepan mejor. Hay matronas que no saben hacer parir a las mujeres.» «Una frase que me dijo un matrón: el parto lo dominas tú o la mujer se desboca.»

«Negarles a las mujeres el agua o poder levantarse y caminar. Hacerles episiotomía por orden de la matrona sin estar indicada.» «He visto taparle la boca a una mujer para que no chillara.»

«Acusar a la mujer de no querer parir. Decirle que no sabe empujar. Negarle la epidural porque cuando se le había ofrecido dijo que no (era factible ponerla, pero el anestesista se negó).»

«Mujeres a las que exploran hasta seis personas distintas, sin ninguna intimidad durante los procedimientos. Partos en los que se han llegado a contabilizar más de quince personas en el paritorio, cada una a su tema, sin prestar la menor atención a la mujer excepto a su periné y a su vagina.»

«Nos enseñan a que nos tenemos que proteger entre nosotros y, por lo tanto, si vemos algún caso de violencia siempre nos excusamos diciendo que lo sucedido es lo correcto y nunca le decimos la verdad a la mujer o apoyamos a la mujer.»

El coste personal es altísimo. Preguntados sobre cómo les afectaba ser testigos de estos partos, los profesionales daban estas respuestas:

«He tenido síntomas de depresión y he salido llorando del paritorio traumatizada. Un ginecólogo me dio un manotazo cuando gentil y educadamente le toqué el brazo y le miré a los ojos para pedirle que dejara de hacer una maniobra de Kristeller brutal sobre una chica de parto (de varios minutos). La chica pedía que parara y él seguía y seguía. Parecía una violación. Todavía tengo ganas de llorar y tenía pesadillas.»

«Me he ido muchas veces llorando a casa y soñando con partos pasados y, sobre todo, he sentido profunda culpabilidad por haber sido en mayor o menor medida cómplice indirecto de semejante violencia.»

«Llegar a pensar que muchas de las complicaciones que surgen son por nuestra culpa. Sé que tengo razón porque la gran mayoría de partos se complican por el trabajo innecesario que realizamos.»

«La residencia de matrona fue la época de mi vida en la que más he llorado, en demasiadas ocasiones por sentirme cómplice de violencia.»

Muchos referían haber tenido que cambiar de lugar de trabajo en diversas ocasiones, haber dejado la profesión o haberse dedicado al parto en casa.

«Me hizo buscar otras maneras de asistir y alternativas fuera de los hospitales. Asisto en casa.» «Simplemente me ha hecho huir de un sistema que no comparto.» «Dejé de trabajar como matrona.»

Entre los efectos más comunes nombraban: la desmotivación, el sentimiento de culpa, la impotencia, la profunda tristeza o la agresividad.

«Creo que ha sido un camino muy doloroso, pero hoy puedo reconocer que los conflictos vividos guiados por no sé bien qué parte mía, han sido muy reveladores del dolor disfrazado de falso poder que escondía mi profesión de comadrona. He podido descubrir el engaño que vivía con mi profesión creyéndome salvadora de no sé qué... la prepotencia ante la vida y la muerte. Reconocer el engaño que encubría mi título me ha hecho más humilde y confiada en la vida, sin negar la muerte.»

«Me volví irritable, estresada, agresiva, reactiva (en negativo) en exceso a cualquier demanda. Me afectó familiarmente, haciendo mi pareja inestable; mis hijas me tenían miedo al verme tan enfadada con el mundo.»

«Tengo miedo al parto, por eso no he sido madre aún.»

La mayoría de los profesionales que participaron en el estudio reconocían la violencia obstétrica, habían sido testigos de la misma y les habían formado para ejercerla. Aunque se trate de un estudio preliminar que necesita ser replicado, creo que indica la dimensión del problema.

Para los profesionales, igual que para muchas madres, lo traumático no es tener que hacer una cesárea urgente, que haya una hemorragia materna grave o incluso que fallezca un bebé. Lo traumático prácticamente siempre es el maltrato, el percibir que la parturienta no está siendo bien tratada, las intervenciones innecesarias, los gritos, las amenazas, la frialdad... en resumen: la violencia obstétrica. He llegado a la conclusión de que para que mejore la atención al parto no basta con dar toneladas de información científica basada en la evidencia, es preciso un cambio de conciencia, que necesariamente tiene que pasar por cuidar a los profesionales y muy especialmente su salud emocional y psíquica. Hay que crear espacios de sanación y permitir o facilitar que los profesionales expresen su dolor y puedan hablar de cómo se han sentido en el paritorio, compartiendo experiencias y buscando conjuntamente la prevención y/o sanación de las secuelas para poder comenzar a cerrar el círculo vicioso y poner fin a la violencia en el parto.

La comprensión de la relación existente entre el TEPT en las mujeres, el maltrato y las causas que favorecen ese tipo de cuidado por parte de los profesionales es necesaria. Hay que visibilizar el alto y profundo sufrimiento emocional de muchos profesionales del parto y abordarlo terapéuticamente. Es urgente y necesario un diálogo entre usuarias y profesionales para poner fin a la violencia obstétrica.

SANAR EL TRAUMA DE LOS PROFESIONALES

La matrona estadounidense Mary Jackson lleva años estudiando cómo los aspectos personales de los profesionales influyen en cómo atienden los partos. Jackson señala lo importante que es que puedan explorar qué pasa con ellos mismos y que, además, puedan revisar sus propias historias de nacimiento o sus propios partos. Si no todo esto puede aflorar en cada parto que se atienda de una u otra forma. Como explica Jackson:

> Creo que lo principal es: tienes que hacer tu propio trabajo. Siempre y continuamente, tienes que trabajar sobre ti. Si, como comadrona, entro en un nacimiento y no he integrado lo que ocurrió en el último nacimiento y ha ocurrido algo impactante y llevo todo eso al siguiente nacimiento, entonces la preocupación, la carga, el temor y la constricción van a estar presentes en mi cuerpo. Voy a tener la preocupación de que podría ocurrir lo mismo en el nacimiento actual, en lugar de verlo como una experiencia nueva e individual y diferenciar realmente entre lo que ocurrió en el último nacimiento y lo que está ocurriendo ahora mismo (Cerelli, 2013).

Cada parto conlleva una oportunidad de sanar y reparar, no solo para la parturienta y su pareja o familia, sino también para las profesionales que la atiendan. Reconocer ese potencial para la sanación y la reparación conlleva trabajar con ello, escucharse y escuchar, y desde ahí confiar: en la vida, en la naturaleza, en la fisiología o incluso en el misterio. «Me gustaría que los profesionales —quien quiera que esté atendiendo a las madres— confíen en el nacimiento, que confíen en la capacidad de las madres para dar a luz y confíen en que el bebé sabe nacer», dice Jackson (Cerelli, 2013).

Es preciso crear espacios de encuentro y cuidados para profesionales de la atención al parto, donde puedan escucharse y reconocer su propio dolor. Creo que solo así se podrá cambiar la atención a madres y bebés. Es imprescindible cuidar a los profesionales para que a su vez ellos puedan cuidar, y los que atienden los partos suelen tener mucho trauma acumulado, casi siempre escondido en las profundidades de su alma.

«En la UCI ideal, el apoyo psicosocial a padres y *staff* serán objetivos igual de importantes que la salud y el desarrollo de los bebés» (Hynan y Hall, 2015). Esta cita sobre la importancia de cuidar la salud psicosocial de los profesionales de la UCI neonatal creo que se puede aplicar igualmente al parto. En el paritorio ideal la salud de los profesionales tendrá que ser igual de importante que la de las madres o los bebés. Un ambiente de trabajo saludable para los profesionales no solo significa que las instalaciones sean cálidas, bonitas o cómodas tanto para las parturientas como para los que las atienden. También significa que las clínicas u hospitales se ocupen de la salud psíquica de los trabajadores, que se les cuide de diversas maneras, con supervisión especializada tras circunstancias tan duras como la muerte intraparto, con flexibilidad de horarios y políticas de conciliación de cuidados eficaces. Entendiendo que trabajar con el nacimiento, al igual que con la muerte, requiere una dedicación especial que solo es posible que sea saludable desde la escucha a las emociones, tanto de las mujeres como de los profesionales.

6

Alumbrar

Dar luz y claridad a algo o a alguien. Parir
o dar a luz a un hijo.
Disipar la oscuridad y el error, convertirlos en conocimiento y acierto.

Diccionario de la Real Academia Española

Es bonito el doble significado de alumbrar. Parir o
dar a luz a un hijo, pero también disipar la oscuridad,
convertir el error en conocimiento y acierto, iluminar.
Creo que he intentado esto último: disipar la oscuridad
que rodea nuestra llegada al mundo, integrar todo lo que
las neurociencias y la psicología nos están revelando sobre el parto para facilitar que los nacimientos cada vez
sean más seguros y gozosos porque ambos aspectos solo
pueden ir de la mano. Lograr que dar a luz sea un acon-
tecimiento luminoso, de empoderamiento para las mujeres, de amor y salud para el recién nacido, su madre y su
familia, de privilegio y respeto también para los profesionales que lo atienden y/o acompañan. Que el ejerci-
cio de la obstetricia o la matronería no conlleven violen-

cia, que los que se dedican a atender partos estén bien formados y dejen de aplicar protocolos obsoletos o intervenciones no justificadas, que el respeto sea la norma. ¿Cómo podemos alumbrar este camino? ¿Y qué podemos ofrecer a las mujeres que están embarazadas ahora?

No pretendo decir a nadie dónde, ni cómo, ni con quién parir. En los inicios de la asociación El Parto Es Nuestro redacté su decálogo, que sigo suscribiendo. El primer punto decía:

> Nuestra única recomendación es que cada mujer se informe y elija lo que considera que es mejor para ella y su bebé. Nuestro objetivo es ayudar a todas las mujeres a que puedan elegir con toda la información en su mano el mejor lugar, los mejores profesionales y la mejor manera de traer al mundo a sus bebés. Pensamos que cada mujer sabe elegir lo mejor para ella, siempre que haya sido informada de manera objetiva, sin chantajes ni amenazas. No recomendamos a ninguna mujer cómo tiene que parir ni dónde ni con quién. No recomendamos hospitales, profesionales, clínicas ni comadronas.[41]

Claro que en la era de la sobreinformación resulta más complejo de lo que parece elegir dónde y con quién parir. Para empezar, cuesta vivir el embarazo con tranquilidad. Es difícil ser madre en esta sociedad. Cada vez más mujeres postergan la maternidad hasta edades tardías en las que concebir naturalmente es más improbable. El mercado laboral no es cuidadoso con las gestantes, muchas mujeres temen perder su empleo, otras se

---

41. www.elpartoesnuestro.es/decalogo

sienten en la obligación de intentar trabajar hasta el final de la gestación. Se estima que al menos la mitad de los casos de prematuridad son debidos al estrés materno, pero la baja por maternidad solo se puede solicitar a partir de la semana 36 de la gestación y a costa de recortar la baja postparto. Casi todas las embarazadas se enfrentan en un momento u otro del embarazo al diagnóstico de una «presunta» patología, que hace que muchos embarazos sanos se vivan con intenso miedo o ansiedad... Y así, con esa medicalización creciente del embarazo, llegar al parto confiada y tranquila cada vez es más infrecuente.

El lado hermoso de la obstetricia, los verdaderos avances de una ciencia que salva a madres y bebés y facilita que muchas puedan hacer realidad su deseo de ser madres, queda ensombrecido por esa medicalización que tantos problemas genera. Pero las cosas están cambiando, definitivamente. La conservadora ACOG (Asociación Estadounidense de Obstetras y Ginecólogos) acaba de publicar (febrero 2017)[42] un documento en el que recomienda lo que las activistas, matronas y madres llevamos reclamando décadas: reducir o limitar las intervenciones durante el parto. En los partos de bajo riesgo, ahora señalan que no es preciso romper la bolsa, ni utilizar monitorización electrónica continua, tampoco poner un gotero intravenoso. Dicen que las nulíparas que estén con la epidural pueden disfrutar de un período de descanso de 1-2 horas antes de iniciar los pujos mientras no haya complicaciones. Recomiendan que las mujeres

42. http://www.acog.org/Resources-And-Publications/Committee-Opinions/Committee-on-Obstetric-Practice/Approaches-to-Limit-Intervention-During-Labor-and-Birth

se coloquen en la postura que ellas prefieran para dar a luz y señalan que, además de los cuidados de las matronas, el apoyo emocional *one to one* puede ser muy beneficioso, reconociendo, por fin, la labor de las doulas. Esperanzador, ciertamente. Se agradece, aunque personalmente me sigue pareciendo poco adecuado el tono con que está redactado todo el documento; parece que ahora nos «permiten» algunos privilegios que antes eran impensables. Van por el buen camino.

¿DÓNDE PARIR?

La guía NICE (National Institute for Health and Care Excellence) de excelencia en los cuidados, que sienta las recomendaciones para todo el sistema público de salud (NHS) del Reino Unido, recomienda que todas las embarazadas de bajo riesgo (curiosamente solo consideran así al 45 % de las embarazadas) no den a luz en hospitales, sino que acudan a las llamadas «unidades de maternidad dirigidas por matronas».[43] Estas unidades pueden estar anexas o no a un hospital, pero, como han comprobado los expertos de NICE, allí el parto es mucho más seguro para las madres y los bebés, las infecciones son menos frecuentes y las mujeres tienen menos riesgo de sufrir intervenciones como las episiotomías, las cesáreas o la extracción instrumental con fórceps o ventosas. Uno de los autores de la guía, Mark Baker, afirmó

43. https://www.nice.org.uk/guidance/CG190

al periódico *The Guardian*: «No sabemos por qué, pero cuanto más cerca estés de un hospital para dar a luz, o si vas a uno, más probable es que te hagan intervenciones quirúrgicas en el parto. Como la cirugía es muy costosa, el cuidado de las matronas es clave también en términos económicos, además de devolver el control a las mujeres y favorecer que los bebés nazcan sanos.»[44] En el Reino Unido el parto en casa lo cubre el sistema sanitario público, al igual que en otros países europeos como Holanda o Noruega. En muchos de esos países existen además las llamadas «casas de partos»: pequeñas maternidades extrahospitalarias donde las mujeres pueden dar a luz atendidas por matronas en un ambiente familiar y casi doméstico.

Como resultado de toda la evidencia que apoya la importancia de que la mujer de parto se encuentre en un ambiente no estresante, similar al de su propia casa, los paritorios están en transformación. El diseño de los espacios hospitalarios también se empieza a basar en la evidencia (Evidence Based-Design). Desde la arquitectura y el interiorismo se están construyendo, reformando y diseñando paritorios donde se procura evitar que la parturienta se tenga que trasladar de un espacio a otro para dilatar o parir, como sucedía clásicamente. El tradicional mobiliario hospitalario se sustituye por muebles domésticos, el instrumental médico y quirúrgico se esconde tras puertas de madera o cortinas de colores. Se añaden cuerdas, espalderas, pelotas y grandes bañeras en las que es posible dilatar o parir de forma cómoda y segura.

44. https://www.theguardian.com/lifeandstyle/2014/dec/03/low-risk-pregnant-women-urged-avoid-hospital-births

«La nueva arquitectura de las maternidades hospitalarias propone habilitar espacios que fortalezcan la autonomía de la mujer y potencien su capacidad creadora» (Müller y Parra Casado, 2015). Las autoras de esta cita, Angela Müller y Marta Parra, son madres de tres hijos cada una, arquitectas y activistas del parto respetado. La fusión del conocimiento adquirido en muchos años de activismo con los estudios de arquitectura les ha llevado a transformar y construir paritorios. Antes visitaron paritorios de toda Europa y les resultó muy gráfico comprobar cuánto dice la decoración del paritorio sobre cómo se trata a la mujer en el parto.

El cómo está diseñado cada paritorio habla, desde luego, sobre cómo se trabaja y se atienden los partos en un lugar, pero hay una serie de datos más elocuentes todavía, a los que muchas veces es difícil tener acceso: los indicadores de la atención al parto y las cifras. Una información imprescindible a la hora de elegir dónde parir: saber qué porcentaje de cesáreas, episiotomías e inducciones tiene cada equipo, hospital o maternidad debería ser lo mínimo. La transparencia aún no es la norma en la obstetricia.[45] Así muchas mujeres descubren, tras sufrir una cesárea probablemente innecesaria, que la clínica donde dieron a luz tiene más de un 50 % de cesáreas, es decir, sus probabilidades de tener allí un parto fisiológico eran mínimas. Por eso es urgente que se exija a las maternidades, tanto públicas como privadas, que hagan públicos sus resultados en la atención al parto, igual que los equipos de atención al parto en casa también deberían informar de cuál es su tasa de traslados,

45. https://www.elpartoesnuestro.es/tag/transparencia-en-obstetricia

cuántos partos acaban en cesárea y qué porcentaje de complicaciones severas han encontrado o cómo las han resuelto.

¿CON QUIÉN?

Elegir bien con quién parir me parece más relevante que el «dónde». Dejar el parto en manos de desconocidos me parece muy arriesgado, considerando lo que sabemos sobre el estado alterado de conciencia que se necesita para parir de forma fisiológica. Cuanto más segura y confiada se sienta la mujer en presencia de los profesionales que la atienden, más probable es que pueda liberar oxitocina y el resto de hormonas que producen el parto. Claro que la confianza idealmente viene de un conocimiento mutuo previo.

En algunos países ya existe el llamado modelo de continuidad de los cuidados que garantiza que el mismo equipo de matronas atienda a la mujer desde la gestación, en el parto, hasta el postparto, con cobertura sanitaria pública. Dentro de ese modelo se puede parir en casa, en casa de partos o en hospital. Los resultados son óptimos (Sandall, Soltani, Gates, Shennan y Devane, 2016). A nivel mundial, la OMS está realizando un esfuerzo global para que la mayoría de los partos sean atendidos por matronas cualificadas, algo urgente para disminuir la mortalidad materna y neonatal que todavía es dramáticamente elevada en algunos lugares.

Las matronas son las profesionales de la atención al

parto, las que deberían atender la inmensa mayoría de nacimientos y valorar cuándo es necesaria la intervención del obstetra. Incluso cuando el parto se prevea que vaya a ser complicado o quirúrgico, deberían estar presentes para facilitar la continuidad de los cuidados y el apoyo precoz a la lactancia. Pero para que las matronas puedan atender los partos como mejor saben necesitan sentirse cuidadas, empoderadas, respetadas. Trabajar en equipo, con buena comunicación, y atender un número limitado de partos al mes, idealmente no más de uno de forma simultánea. Nuestro sistema público todavía está lejos de comprender, y de asimilar, los enormes beneficios que esos modelos de continuidad de los cuidados dirigidos por matronas tienen para transitar el período perinatal de forma saludable.

Atender un parto es una experiencia muy intensa desde el punto de vista emocional, que, sobre todo, requiere presencia y disponibilidad continua para la parturienta. El modelo de atención actual en la mayoría de los centros españoles favorece que muchas parturientas no reciban el cuidado que necesitan desde el punto de vista psíquico y emocional. Así se comprende que cada vez más mujeres busquen el apoyo de una doula en su parto. En principio las doulas son mujeres especializadas en ofrecer ese acompañamiento emocional en el período perinatal y muy especialmente en el parto.

Parir bien acompañada es clave. El miedo bloquea, detiene y complica el parto. El derecho a estar bien acompañada en el parto es algo básico. Sin embargo, todavía son demasiados los profesionales que atienden partos que ni comprenden ni respetan. Así se dan situaciones a diario injustas. Son los profesionales del parto los que deciden, reglamentan, abren o cierran la puerta al paritorio con criterios bastante dispares que no suelen estar escritos, o que, si lo están, admiten numerosas excepciones en función de quién esté de guardia. En cualquier caso, lo que prima en muchos lugares no es tanto el respeto a la decisión de la mujer ni a sus necesidades, sino las opiniones, la comodidad o las preferencias de los profesionales.

La necesidad de apoyo emocional durante el parto es universal. Este apoyo continuo disminuye la necesidad de medicación para el dolor (Buckley, 2015). DONA, la asociación de Doulas norteamericana, fue fundada entre otros por dos neonatólogos, los doctores Marshall Klaus y John Kennell. Fueron los primeros en comprobar cómo el apoyo de las doulas mejoraba notablemente el resultado del parto (Sosa, Kennell, Klaus, Robertson y Urrutia, 1980). La Cochrane recoge la evidencia científica al respecto y señala que la tarea de las doulas al ofrecer ese apoyo emocional continuado produce enormes beneficios sin que se haya demostrado ningún efecto adverso. En su informe (2013) concluye: «El apoyo continuo en el parto por parte de una persona que está ahí solo para dar ese apoyo, que no pertenece al entorno familiar o social de la mujer, que tiene experiencia en ofrecer apoyo y una formación modesta o mínima, parece ser lo más beneficioso», por lo que recomiendan que «todas las mujeres se beneficien de ese tipo de apoyo» (Hodnett, Gates, Hofmeyr y Sakala, 2013).

Ese apoyo lo puede ofrecer perfectamente la matrona si no tiene que atender varios partos a la vez. Ina May Gaskin lo resume: «La parturienta es una fuerza de la naturaleza... Deja un poco de ser una persona individual y se convierte en algo así como una fuerza natural, como un tornado, un volcán, un terremoto, con sus propias leyes de conducta. No puedes razonar con una fuerza elemental, ni predecir cómo se comportará. La dilatación se acompaña de emociones muy intensas. La matrona tiene que ser el ancla. El antídoto para el miedo es el valor.»[46] Empoderar y apoyar a las matronas para que puedan atender a las parturientas en las mejores condiciones es, a mi modo de ver, urgente.

PARIR CON PLACER

Grantly Dick Read, obstetra británico, fue el primero en describir cómo el miedo puede interferir con el parto, haciendo que este sea más doloroso. En 1942 publicó su libro *Childbirth without Fear*, que en cierto modo fue el germen del movimiento pro parto natural en el mundo anglosajón. En nuestro país la matrona Consuelo Ruiz Vélez Frías escribió *Parto sin dolor* en los años cincuenta y dedicó toda su vida a acompañar partos y explicar a las mujeres que el parto no tenía por qué doler y podía, por el contrario, ser placentero. En 1980, el sociólogo valenciano Juan Merelo-Barberá publicó *Parirás con placer. La sexología y el orgasmo en el parto*. Recogía en parte el legado del médico Ramón Serrano Vicens, todo un pionero de la investigación científica sobre la sexualidad, que recogió algunos casos de partos orgásmicos contados por mujeres españolas en la España franquista. Casilda Rodrigáñez recoge y sinteti-

46. Ina May Gaskin. *Spiritual Midwifery*. 4.ª edición, 2002.

za todas estas aportaciones en su libro *Pariremos con placer* (Rodrigáñez Bustos, 2009).

Cuando se comprende cómo es el útero y se reflexiona sobre cómo la naturaleza ha potenciado el placer como manera de garantizar la reproducción, la salud y en última instancia la vida, se puede aceptar que probablemente, sin tantos condicionantes, muchas o casi todas las mujeres podríamos parir de forma gozosa y placentera. Sin embargo, este conocimiento sigue sin ser enseñado en las facultades de medicina ni en los servicios de obstetricia, igual que no se enseña que las mujeres tenemos próstata y podemos eyacular (Torres, 2015).

El esfuerzo de muchas personas y activistas por divulgar este mensaje está dando sus frutos. Cada vez más mujeres hablan sin tapujos de cómo, por ejemplo, estimular el clítoris, es decir, masturbarse, al inicio o durante el trabajo de parto facilita que este sea indoloro. El documental *Orgasmic Birth* hace unos años también ayudó a que muchas personas conocieran estos testimonios que antes se consideraban excepcionales y que ahora cada vez son más frecuentes. Mujeres que logran llegar al parto con seguridad y confianza en sí mismas y en sus cuerpos, que paren a su ritmo, cantando, en el agua o bailando, con sus parejas o solas, que reciben a sus bebés en éxtasis y que refieren que sintieron la fuerza de las contracciones como algo intenso, pero no doloroso, sino placentero, y que la salida del bebé coincidió con un placer extremo, un gran orgasmo.

Nuestros cuerpos están hechos para parir. Respetar la fisiología del parto lo hace más seguro (Buckley, 2015). Pero, pese a ello, la muerte nunca dejará de estar presente en algunos partos. Es preciso nombrarlo, reconocerlo, por más doloroso que resulte: siempre habrá un pequeñísimo número de bebés que fallezcan en el parto, por mucho que avance la obstetricia. Creo que hablarlo y visibilizarlo es, por un lado, necesario para honrar su memoria y favorecer el duelo de esas familias que se encuentran con la muerte cuando esperaban celebrar el inicio de la vida. Por otra parte, además, es importante reconocerlo para asegurar que en esos durísimos momentos el respeto y cuidado hacia la parturienta sean máximos, lo que a su vez facilitará el duelo.

CON AMOR

Hace ya más de veinte años me puse de parto por primera vez. Entonces lo desconocía casi todo sobre el parto. Aprenderlo ha sido en cierto modo doloroso. Muchas veces he pensado: «¡Ojalá hubiera sabido entonces lo que sé ahora!» Hubiera hecho tantas cosas de manera tan diferente... No hay segundas oportunidades con el parto. Cada parto es único e irrepetible. Incluso si después de un primer parto traumático se tiene un segundo parto maravilloso, la pena por lo que se perdió en el primero no cesa. Tal vez incluso se agrande, es lo que tiene ser consciente.

Nunca imaginé que me convertiría en una activista del parto respetado. En mi primer embarazo yo ya era médico residente en psiquiatría y tenía clarísimo que quería la epidural, que la episiotomía era una técnica eficaz para prevenir desgarros y que yo pariría fenomenalmente. Mi primer hijo nació en abril de 1996 por cesárea urgente tras recibir lo que desde entonces llamo el «pack completo» (léase enema, rotura artificial de bolsa, epidural ineficaz, oxitocina, posición de litotomía, monitorización interna y finalmente sufrimiento fetal agudo. Todo ello en menos de cuatro horas). Conseguí amamantar gracias a las sabias mujeres de Vía Láctea y durante mucho tiempo me quedó el miedo y la extrañeza de no entender qué diantres me había pasado en el parto.

Un año más tarde una de esas mujeres de Vía Láctea me invitó a escuchar a Michel Odent, que venía a dar un curso a la Facultad de Medicina. Aquel día yo, como dice mi amiga Isabel F. del Castillo, «me caí del guindo». Recuerdo aún mis lágrimas y mi estupor cuando, tras tres horas de charla, entendí que hasta entonces nunca nadie me había explicado la fisiología del parto normal, y que lo único que me habían enseñado en la carrera de medicina eran todas las posibles complicaciones. De repente, y para siempre, todo cambió: lo más fuerte fue comprender el inmenso daño que las rutinas obstétricas cotidianas estaban haciendo a tantas madres y bebés, incluida yo misma.

Aún así, tuve que tropezar en la misma piedra dos veces más: otras dos cesáreas urgentes y traumáticas. Todavía me duele pensar en mis tres hijos llegando al mundo y pasando sus primeras horas de vida rodeados de desconocidos, lejos de mí y de su padre. Las mujeres de Vía Láctea me sostuvieron y cuidaron en la crianza de mis tres hijos, siempre me sorprendía su generosidad conmigo. Mientras tanto, terminé la especialidad de psiquiatría y me volqué en el trabajo con niños y chavales. Claro que la caída del guindo es irreversible: una vez que has visto, sentido y entendido el daño que la medicina hace resulta muy difícil seguir trabajando como médico en el sistema sanitario.

Después, con los años, he podido acompañar a miles de mujeres en sus embarazos y postpartos. He escuchado sus relatos, sus miedos, sus alegrías. He estado en algunos partos, he descubierto el precioso olor de los recién nacidos, he sido testigo de primeros encuentros, a veces días después del parto y en una unidad de cuidados intensivos. He visto a bebés fallecer nada más nacer o con pocos días de vida en brazos de sus madres. He llorado, acompañado, sostenido, cuidado, y he disfrutado. He estado en círculos de madres, en congresos de obstetricia, en casas de muchas de mis buenas amigas matronas... Han sido muchos encuentros, batallas, mucha entrega. Internet nos ha permitido una agilidad pasmosa en nuestras acciones y la comunicación fluida con personas en otros lugares del mundo.

A lo largo de estos años, de tantísimas historias compartidas y vividas con amor y con dolor, he sentido que en el parto está todo: la vida, la muerte, el amor, la naturaleza, la tierra y el misterio. Como metáfora de la vida es, para mí, el momento que lo recoge todo, que lo incluye, que lo enseña todo o casi todo. ¡Agradezco tanto haber vivido en casa la dilatación de mi tercer parto! (Fueron veintidós horas con una matrona de Nacer en Casa, llegué al hospital en dilatación completa.) Es un tesoro que llevo dentro. Lo que viví entonces me sirvió luego en todas las crisis: el dolor siempre viene y va, viene cuando nos resistimos a aceptar el cambio, cuando nos da miedo crecer y cambiar. Como con las contracciones del parto, peleamos el dolor y entonces aún duele más, y cuando ya sentimos que no podemos más nos rendimos, nos abandonamos... y entonces, oh, sorpresa, el dolor ya no está: se ha convertido en una sensación de paz, de bienestar absoluto, en un flotar... Recuerdo las contracciones en mi tercer parto, lo inmensamente bellos que me parecieron los árboles aquel día mágico, y siento que siempre ha sido así, que la vida es así. Que todo son ciclos, todo empieza y acaba como en una inmensa espiral, las contracciones no son sino un abrazo del universo, una manera de sentir que toca cambiar, entregarse, recogerse y aceptar...

El parto se ha convertido en una de mis pasiones. Creo que, de verdad, parimos como vivimos. La revolución del nacimiento es imparable. Cada recién nacido nos mira a los ojos y nos cuenta el misterio, la belleza, la magia de la vida. Nos responde sin que tengamos que preguntarle nada. Todas las personas al nacer somos delicadas, sensibles, preciosas, no lo olvidemos, para que todos los que nazcan puedan ser recibidos sin violencia, con amor.

Referencias

Allen, S. (1998). A qualitative analysis of the process, mediating variables and impact of traumatic childbirth, *Journal of Reproductive and Infant Psychology, 16*(2-3), 107-131.

Als, H., Duffy, F. H., McAnulty, G., Butler, S. C., Lightbody, L., Kosta, S., Warfield, S. K. (2012). NIDCAP improves brain function and structure in preterm infants with severe intrauterine growth restriction, *Journal of Perinatology: Official Journal of the California Perinatal Association, 32*(10), 797-803.

—, Duffy, F. H., McAnulty, G. B., Rivkin, M. J., Vajapeyam, S., Mulkern, R. V., Eichenwald, E. C. (2004). Early experience alters brain function and structure, *Pediatrics, 113*(4), 846-857.

Álvarez-Errecalde, A. (2010). *Cesárea: Más allá de la herida*, Ob Stare.

Ayers, S. (2004). Delivery as a traumatic event: Prevalence, risk factors, and treatment for postnatal post-traumatic stress disorder, *Clinical Obstetrics and Gynecology, 47*(3), 552-567.

Ayers, S., y Pickering, A. D. (2001). Do women get post-traumatic stress disorder as a result of childbirth? A prospective study of incidence, *Birth* (Berkeley, Calif.), *28*(2), 111-118.

Ayers, S., Eagle, A., y Waring, H. (2006). The effects of childbirth-related post-traumatic stress disorder on women and their relationships: A qualitative study, *Psychology, Health & Medicine, 11*(4), 389-398.

Bailey, R. E. (2009). Intrapartum fetal monitoring, *American Family Physician, 80*(12), 1.388-1.396.

Bamberg, C., Rademacher, G., Guttler, F., Teichgraber, U., Cremer, M., Buhrer, C., Dudenhausen, J. W. (2012). Human birth observed in real-time open magnetic resonance imaging, *American Journal of Obstetrics and Gynecology, 206*(6), 505.e1-505.e6.

Barnes, F. (1883). *A manual of midwifery for midwives,* London: Smith, Elder and Co.

Baumgartner, T., Heinrichs, M., Vonlanthen, A., Fischbacher, U., y Fehr, E. (2008). Oxytocin shapes the neural circuitry of trust and trust adaptation in humans, *Neuron, 58*(4), 639-650.

Beck, C. T. (1983). Parturients' temporal experiences during the phases of labor, *Western Journal of Nursing Research, 5*(4), 283-300.

— (1994). Women's temporal experiences during the delivery process: A phenomenological study, *International Journal of Nursing Studies, 31*(3), 245-252.

— (2004). Birth trauma: In the eye of the beholder, *Nursing Research, 53*(1), 28-35.

— (2006a). The anniversary of birth trauma: Failure to rescue, *Nursing Research, 55*(6), 381-390.

— (2006b). Pentadic cartography: Mapping birth trauma narratives, *Qualitative Health Research, 16*(4), 453-466.

— y Gable, R. K. (2012). A mixed methods study of secondary traumatic stress in labor and delivery nurses. *Journal of Obstetric, Gynecologic, and Neonatal Nursing : JOGNN / NAACOG.*

—, Gable, R. K., Sakala, C., y Declercq, E. R. (2011). Post-traumatic stress disorder in new mothers: Results from a two-stage U.S. national survey, *Birth* (Berkeley, Calif.), *38*(3), 216-227.

— y Watson, S. (2008). Impact of birth trauma on breast-feeding: A tale of two pathways, *Nursing Research, 57*(4), 228-236.

— y Watson, S. (2010). Subsequent childbirth after a previous traumatic birth, *Nursing Research, 59*(4), 241-249.

Belghiti, J., Kayem, G., Dupont, C., Rudigoz, R. C., Bouvier-Colle, M. H., y Deneux-Tharaux, C. (2011). Oxytocin during labour and risk of severe postpartum haemorrhage: A population-based, cohort-nested case-control study, *BMJ Open, 1*(2), e000514.

Bell, A. F., White-Traut, R., y Rankin, K. (2012). Fetal exposure to synthetic oxytocin and the relationship with prefeeding cues within one hour postbirth, *Early Human Development.*

Bergman, J., y Bergman, N. (2013). Whose choice? advocating birthing practices according to baby's biological needs, *The Journal of Perinatal Education, 22*(1), 8-13.

Betran, A. P., Torloni, M. R., Zhang, J., Ye, J., Mikolajczyk, R., Deneux-Tharaux, C., Gulmezoglu, A. M. (2015). What is the optimal rate of caesarean section at population level? A systematic review of ecologic studies. *Reproductive Health, 12*, 57-015-0043-6.

Betran, A. P., Torloni, M. R., Zhang, J. J., Gulmezoglu,

A. M., y WHO Working Group on Caesarean Section. (2016). WHO statement on caesarean section rates. *BJOG : An International Journal of Obstetrics and Gynaecology, 123*(5), 667-670.

—, Ye, J., Moller, A. B., Zhang, J., Gulmezoglu, A. M., y Torloni, M. R. (2016). The increasing trend in caesarean section rates: Global, regional and national estimates: 1.990-2.014, *PloS One, 11*(2), e0148343.

Black, M., Bhattacharya, S., Philip, S., Norman, J. E., y McLernon, D. J. (2016). Planned repeat cesarean section at term and adverse childhood health outcomes: A record-linkage study, *PLoS Medicine, 13*(3), e1001973.

Blix, E., Huitfeldt, A. S., Oian, P., Straume, B., y Kumle, M. (2012). Outcomes of planned home births and planned hospital births in low-risk women in norway between 1990 and 2007: A retrospective cohort study, *Sexual & Reproductive Healthcare : Official Journal of the Swedish Association of Midwives, 3*(4), 147-153.

Bond, D. M., Gordon, A., Hyett, J., de Vries, B., Carberry, A. E., y Morris, J. (2015). Planned early delivery versus expectant management of the term suspected compromised baby for improving outcomes, *The Cochrane Database of Systematic Reviews, (11):CD009433*.

Buckley, S. J. (2015). Executive summary of hormonal physiology of childbearing: Evidence and implications for women, babies, and maternity care, *The Journal of Perinatal Education, 24*(3), 145-153.

Bystrova, K., Ivanova, V., Edhborg, M., Matthiesen, A. S., Ransjo-Arvidson, A. B., Mukhamedrakhimov, R., Widstrom, A. M. (2009). Early contact versus separation: Effects on mother-infant interaction one year later, *Birth* (Berkeley, Calif.), *36*(2), 97-109.

Callister, L. C. (2004). Making meaning: Women's birth narratives, *Journal of Obstetric, Gynecologic, and Neonatal Nursing : JOGNN / NAACOG, 33*(4), 508-518.

— y Khalaf, I. (2010). Spirituality in childbearing women, *The Journal of Perinatal Education, 19*(2), 16-24.

Cardoso, C., Orlando, M. A., Brown, C. A., y Ellenbogen, M. A. (2014). Oxytocin and enhancement of the positive valence of social affiliation memories: An autobiographical memory study, *Social Neuroscience, 9*(2), 186-195.

Carter, C. S., Boone, E. M., Pournajafi-Nazarloo, H., y Bales, K. L. (2009). Consequences of early experiences and exposure to oxytocin and vasopressin are sexually dimorphic, *Developmental Neuroscience, 31*(4), 332-341.

Cerelli, K. (2013). Interview: Mary Jackson, certified professional midwife, bridging midwifery practice and pre- and perinatal psychology insights, *Journal of Prenatal and Perinatal Psychology and Health, 28*(1), 72.

Christensson, K., Cabrera, T., Christensson, E., Uvnas-Moberg, K., y Winberg, J. (1995). Separation distress call in the human neonate in the absence of maternal body contact, *Acta Paediatrica (1992), 84*(5), 468-473.

Coffin, A. (1853). *A treatise on midwifery, and the diseases of women and children.* (7.ª ed.), Londres: Kessinger Legacy Publishing Reprints.

Creedy, D. K., Shochet, I. M., y Horsfall, J. (2000). Childbirth and the development of acute trauma symptoms:

Incidence and contributing factors, *Birth* (Berkeley, Calif.), *27*(2), 104-111.

Cunnington, A. J., Sim, K., Deierl, A., Kroll, J. S., Brannigan, E., y Darby, J. (2016). «Vaginal seeding» of infants born by caesarean section, *BMJ* (Clinical Research Ed.), *352*, i227.

Dahlen, H. G., Kennedy, H. P., Anderson, C. M., Bell, A. F., Clark, A., Foureur, M., Downe, S. (2013). The EPIIC hypothesis: Intrapartum effects on the neonatal epigenome and consequent health outcomes, *Medical Hypotheses,* doi:10.1016.

Davis-Floyd, R. (1994). Culture and birth: The technocratic imperative, *The Birth Gazette, 11*(1), 24-25.

Detwyler, K. (1995). A time to wean. In P. Stuar-Macadam, y K. Detwyler (eds.), *Breastfeeding biocultural perspectives*, Nueva York, Aldine De Gruyter.

Devane, D., Lalor, J. G., Daly, S., McGuire, W., Cuthbert, A., y Smith, V. (2017). Cardiotocography versus intermittent auscultation of fetal heart on admission to labour ward for assessment of fetal wellbeing, *The Cochrane Database of Systematic Reviews, 1*, CD005122.

Dixon, L., Skinner, J., y Foureur, M. (2013). Women's perspectives of the stages and phases of labour, *Midwifery, 29*(1), 10-17.

— (2014). The emotional journey of labour-women's perspectives of the experience of labour moving towards birth. *Midwifery, 30*(3), 371-377.

Doucet, S., Soussignan, R., Sagot, P., y Schaal, B. (2007). The «smellscape» of mother's breast: Effects of odor masking and selective unmasking on neonatal arousal, oral, and visual responses, *Developmental Psychobiology, 49*(2), 129-138.

Downe, S., Gyte, G. M., Dahlen, H. G., y Singata, M. (2013). Routine vaginal examinations for assessing progress of labour to improve outcomes for women and babies at term, *The Cochrane Database of Systematic Reviews, (7):CD010088.*

Ehrenreich, B., y English, D. (1973). *Brujas, parteras, enfermeras: una historia de sanadoras,* Nueva York, Glass Mountain Pamphlet. Feminist Press.

Elmir, R., Schmied, V., Wilkes, L., y Jackson, D. (2010). Women's perceptions and experiences of a traumatic birth: A meta-ethnography, *Journal of Advanced Nursing, 66*(10), 2.142-2.153.

Eri, T. S., Blystad, A., Gjengedal, E., y Blaaka, G. (2010a). Negotiating credibility: First-time mothers' experiences of contact with the labour ward before hospitalisation, *Midwifery, 26*(6), e25-30.

— (2010b). 'The waiting mode': First-time mothers' experiences of waiting for labour onset, *Sexual & Reproductive Healthcare : Official Journal of the Swedish Association of Midwives, 1*(4), 169-173.

Fernández Canti, G. (1995). Satisfacción laboral y salud psíquica en el mundo sanitario. ¿Todo un lujo?, *Todo Hospital,* (118), 29-36.

Fernández del Castillo, I. (2014). *La nueva revolución del nacimiento,* Tenerife: Ob Stare.

Fernández Guillén, F. (2015). ¿Qué es la violencia obstétrica? Algunos aspectos legales, éticos y jurídicos, *Dilemata, 18*(113)

Fifer, W. P., y Moon, C. (1989). Psychobiology of newborn auditory preferences, *Seminars in Perinatology, 13*(5), 430-433.

Forcada-Guex, M., Pierrehumbert, B., Borghini, A., Moessinger, A., y Muller-Nix, C. (2006). Early dyadic patterns of mother-infant interactions and outcomes of prematurity at 18 months, *Pediatrics, 118*(1), e107-14.

Friedman, E. (1954). The graphic analysis of labor, *American Journal of Obstetrics and Gynecology, 68*(6), 1.568-1.575.

Gallup, G. G., Jr., Nathan Pipitone, R., Carrone, K. J., y Leadholm, K. L. (2010). Bottle feeding simulates child loss: Postpartum depression and evolutionary medicine, *Medical Hypotheses, 74*(1), 174-176.

Gamble, J., y Creedy, D. K. (2009). A counselling model for postpartum women after distressing birth experiences, *Midwifery, 25*(2), e21-30.

Gathwala, G., y Narayanan, I. (1991). Influence of cesarean section on mother-baby interaction, *Indian Pediatrics, 28*(1), 45-50.

Ghetti, C., Chang, J., y Gosman, G. (2009). Burnout, psychological skills, and empathy: Balint training in obstetrics and gynecology residents, *Journal of Graduate Medical Education, 1*(2), 231-235.

Goldbort, J. G. (2009). Women's lived experience of their unexpected birthing process. *MCN. The American Journal of Maternal Child Nursing, 34*(1), 57-62.

Gottvall, K., y Waldenstrom, U. (2002). Does a traumatic birth experience have an impact on future reproduction?, *BJOG : An International Journal of Obstetrics and Gynaecology, 109*(3), 254-260.

Gould, D. (2000). Normal labour: A concept analysis, *Journal of Advanced Nursing, 31*(2), 418-427.

Gregory, S. G., Anthopolos, R., Osgood, C. E., Grotegut, C. A., y Miranda, M. L. (2013). Association of autism with induced or augmented childbirth in North Carolina birth record (1990-1998) and education research (1997-2007) databases, *JAMA Pediatrics.*

Gribble, K. D. (2007). A model for caregiving of adopted children after institutionalization, *Journal of Child and Adolescent Psychiatric Nursing : Official Publication of the Association of Child and Adolescent Psychiatric Nurses, Inc, 20*(1), 14-26.

Hahn-Holbrook, J., Holt-Lunstad, J., Holbrook, C., Coyne, S. M., y Lawson, E. T. (2011). Maternal defense: Breast feeding increases aggression by reducing stress, *Psychological Science, 22*(10), 1.288-1.295.

Hall, P. J. (2015). *Keeping it together, falling apart and everything in between: A phenomenology of women's experiences of childbirth,* Doctorate thesis.

Halldorsdottir, S., y Karlsdottir, S. I. (1996). Journeying through labour and delivery: Perceptions of women who have given birth, *Midwifery, 12*(2), 48-61.

Held, V. (1989). Birth and death, *Ethics, 99*(2 Jan), 362-388.

Hodges, S. (2009). Abuse in hospital-based birth settings?, *The Journal of Perinatal Education, 18*(4), 8-11.

Hodnett, E. D., Gates, S., Hofmeyr, G. J., y Sakala, C. (2013). Continuous support for women during childbirth, *The Cochrane Database of Systematic Reviews, 7,* CD003766.

Hofberg, K., y Brockington, I. (2000). Tokophobia: An unreasoning dread of childbirth. A series of 26 cases, *The British Journal of Psychiatry 176,* 83-85.

— y Ward, M. R. (2003). Fear of pregnancy and childbirth, *Postgraduate Medical Journal, 79*(935), 505-510, quiz 508-510.

Hunter, L. P. (2002). Being with woman: A guiding concept for the care of laboring women, *Journal of Obstetric, Gynecologic, and Neonatal Nursing : JOGNN / NAACOG, 31*(6), 650-657.

Hutter Epstein, R. (2010). ¿*Cómo se sale de aquí? Una historia del parto*, Madrid, Turner.

Hynan, M. T., y Hall, S. L. (2015). Psychosocial program standards for NICU parents, *Journal of Perinatology : Official Journal of the California Perinatal Association, 35 Suppl 1*, S1-4.

Ishak, W. W., Kahloon, M., y Fakhry, H. (2011). Oxytocin role in enhancing well-being: A literature review, *Journal of Affective Disorders, 130*(1-2), 1-9.

Johanson, R., Newburn, M., y Macfarlane, A. (2002). Has the medicalisation of childbirth gone too far? *BMJ (Clinical Research Ed.), 324*(7342), 892-895.

Jonas, K., Johansson, L. M., Nissen, E., Ejdeback, M., Ransjo-Arvidson, A. B., y Uvnas-Moberg, K. (2009). Effects of intrapartum oxytocin administration and epidural analgesia on the concentration of plasma oxytocin and prolactin, in response to suckling during the second day postpartum, *Breastfeeding Medicine : The Official Journal of the Academy of Breastfeeding Medicine, 4*(2), 71-82.

Joseph, S., y Bailham, D. (2004). Traumatic childbirth: What we know and what we can do, *RCM Midwives : The Official Journal of the Royal College of Midwives, 7*(6), 258-261.

Kapellou, O. (2011). Effect of caesarean section on brain maturation, *Acta Paediatrica, 100*(11), 1.416-1.422.

Kendrick, K. M. (2004). The neurobiology of social bonds, *Journal of Neuroendocrinology, 16*(12), 1.007-1.008.

Keri, S., y Kiss, I. (2010). «Oxytocin response in a trust game and habituation of arousal», *Physiology & Behavior*, n. 102.

Kitzinger, S. (2006). Birth as rape: There must be an end

to 'just in case' obstetrics, *British Journal of Midwifery*, *14*(9), 544-545.

Klaus, M. H. (2009). Commentary: An early, short, and useful sensitive period in the human infant, *Birth* (Berkeley, Calif.), *36*(2), 110-112.

Kosfeld, M., Heinrichs, M., Zak, P. J., Fischbacher, U., y Fehr, E. (2005). Oxytocin increases trust in humans, *Nature, 435*(7042), 673-676.

Kroll-Desrosiers, A. R., Nephew, B. C., Babb, J. A., Guilarte-Walker, Y., Moore Simas, T. A., y Deligiannidis, K. M. (2017). Association of peripartum synthetic oxytocin administration and depressive and anxiety disorders within the first postpartum year. *Depression and Anxiety, 34*(2), 137-146.

Lagercrantz, H., y Changeux, J. P. (2010). Basic consciousness of the newborn, *Seminars in Perinatology, 34*(3), 201-206.

— Slotkin, T. A. (1986). The «stress» of being born, *Scientific American, 254*(4), 100-107.

Larkin, P., Begley, C. M., y Devane, D. (2009). Women's experiences of labour and birth: An evolutionary concept analysis, *Midwifery, 25*(2), e49-59.

Leap, N., Sandall, J., Buckland, S., y Huber, U. (2010). Journey to confidence: Women's experiences of pain in labour and relational continuity of care, *Journal of Midwifery & Women's Health, 55*(3), 234-242.

Lee, H. J., Macbeth, A. H., Pagani, J. H., y Young, W. S., 3rd. (2009). Oxytocin: The great facilitator of life, *Progress in Neurobiology, 88*(2), 127-151.

Low, L. K., y Moffat, A. (2006). Every labor is unique: But «call when your contractions are 3 minutes apart», *MCN. The American Journal of Maternal Child Nursing, 31*(5), 307-312.

Lukasse, M., Schroll, A. M., Karro, H., Schei, B., Stein-grimsdottir, T., Van Parys, A. S., the Bidens Study Group. (2015). Prevalence of experienced abuse in healthcare and associated obstetric characteristics in six European countries, *Acta Obstetricia Et Gynecologica Scandinavica,*

Lundgren, I. y Dahlberg, K. (2002). Midwives' experience of the encounter with women and their pain during childbirth, *Midwifery, 18*(2), 155-164.

Lupton, D., y Schmied, V. (2013a). Splitting bodies/selves: Women's concepts of embodiment at the moment of birth, *Sociology of Health & Illness, 35*(6), 828-841.

Macfarlane, A. (1977). *The psychology of childbirth,* Cambridge, Massachusetts, Harvard University Press.

MacKay, D. F., Smith, G. C., Dobbie, R., y Pell, J. P. (2010). Gestational age at delivery and special educational need: Retrospective cohort study of 407,503 schoolchildren, *PLoS Medicine, 7*(6), e1000289.

Maher, J. M. (2008). Progressing through labour and delivery: Birth time and women's experiences, *Women's Studies International Forum, 31*(2), 192-137.

Maslach, C., y Jackson, S. E. (1981). The measurement of experienced burnout, *Journal of Organizational Behavior, 2*(2), 99-113.

May Gaskin, I. (1975). *Spiritual midwifery,* TN: Book Publishing Company.

Michelsson, K., Christensson, K., Rothganger, H., y Winberg, J. (1996). Crying in separated and non-separated newborns: Sound spectrographic analysis, *Acta Paediatrica 85*(4), 471-475.

Mitteroecker, P., Huttegger, S. M., Fischer, B., y Pavlicev, M. (2016). Cliff-edge model of obstetric selection in humans, *Proceedings of the National Academy of*

Sciences of the United States of America, 113(51), 14.680-14.685.

Mollart, L., Skinner, V. M., Newing, C., y Foureur, M. (2013). Factors that may influence midwives work-related stress and burnout, *Women and Birth : Journal of the Australian College of Midwives, 26*(1), 26-32.

Moon, C. M., y Fifer, W. P. (2000). Evidence of transnatal auditory learning, *Journal of Perinatology : Official Journal of the California Perinatal Association, 20*(8 Pt 2), S37-44.

Moore, E. R., Bergman, N., Anderson, G. C., y Medley, N. (2016). Early skin-to-skin contact for mothers and their healthy newborn infants, *The Cochrane Database of Systematic Reviews, 11*, CD003519.

Müller, A. E., y Parra Casado, M. (2015). La arquitectura de la maternidad. Recuperar y crear nuestros espacios, *Dilemata, 7*(18), 147-155.

Nagasawa, M., Okabe, S., Mogi, K., y Kikusui, T. (2012). Oxytocin and mutual communication in mother-infant bonding, *Frontiers in Human Neuroscience, 6*, 31.

Nathanielsz, P. W. (1994). A time to be born: Implications of animal studies in maternal-fetal medicine, *Birth* (Berkeley, Calif.), *21*(3), 163-169.

Nolan, M., Smith, J., y Catling, J. (2009). Experiences of early labour (1): Contact with health professionals, *The Practising Midwife, 12*(7), 20, 22, 24-25.

Noyman-Veksler, G., Herishanu-Gilutz, S., Kofman, O., Holchberg, G., y Shahar, G. (2015). Post-natal psychopathology and bonding with the infant among first-time mothers undergoing a caesarian section and vaginal delivery: Sense of coherence and social support as moderators, *Psychology & Health, 30*(4), 441-455.

Odent, M. (1982). Physiology of labor. [Physiologie de

l'accouchement], *Soins.Gynecologie, Obstetrique, Puericulture, (8)*(8), 7-8.

— (1987). The fetus ejection reflex, *Birth* (Berkeley, Calif.), *14*(2), 104-105.

Olza Fernández, I., Marín Gabriel, M. A., López Sánchez, F., y Malalana Martínez, A. (2011). Oxitocina y autismo: Una hipótesis para investigar. ¿La alteración de la producción de oxitocina endógena en torno al parto puede estar involucrada en la etiología del autismo?, *Revista de Psiquiatría y Salud Mental, 4*(1), 38-41.

—, Palanca Maresca, I., González-Villalobos, I., Malalana A. M., y Contreras Sales, A. (2014). La salud mental del recién nacido hospitalizado: Psiquiatría infantil en neonatología, *Cuadernos de Medicina Psicosomática y Psiquiatría de Enlace*, (109), 45-52.

—, Marín Gabriel, M., Malalana Martínez, A., Fernández-Cañadas Morillo, A., López Sánchez, F., y Costarelli, V. (2012). Newborn feeding behaviour depressed by intrapartum oxytocin: A pilot study, *Acta Paediatrica* (Oslo, Noruega : 1992), *101*(7), 749-754.

—, Marín Gabriel, M. A., García Murillo, L., Malalana Martínez, A. M., Costarelli, V., y Millán Santos, I. (2013). Mode of delivery may influence neonatal responsiveness to maternal separation, *Early Human Development, 89*(5), 339-342.

—, Marín Gabriel, M. A., Gil-Sánchez, A., García-Segura, L. M., y Arévalo, M. A. (2014). Neuroendocrinology of childbirth and mother-child attachment: The basis of an etiopathogenic model of perinatal neurobiological disorders, *Frontiers in Neuroendocrinology, 35*(4), 459-472.

Raine, A., Brennan, P., y Mednick, S. A. (1994). Birth

complications combined with early maternal rejection at age 1 year predispose to violent crime at age 18 years, *Archives of General Psychiatry, 51*(12), 984-988.

Rauh, C., Beetz, A., Burger, P., Engel, A., Haberle, L., Fasching, P. A., Faschingbauer, F. (2012). Delivery mode and the course of pre- and postpartum depression, *Archives of Gynecology and Obstetrics,*

Rodrigáñez Bustos, C. (2009). *Pariremos con placer: Apuntes sobre la recuperación del útero espástico y la energía sexual femenina,* Cauac Ed. Crimentales.

Rosenberg, K., y Trevathan, W. (2002). Birth, obstetrics and human evolution. *BJOG : An International Journal of Obstetrics and Gynaecology, 109*(11), 1.199-1.206.

— y Trevathan, W. R. (2001). The evolution of human birth, *Scientific American, 285*(5), 72-77.

Sandall, J., Soltani, H., Gates, S., Shennan, A., y Devane, D. (2016). Midwife-led continuity models versus other models of care for childbearing women, *The Cochrane Database of Systematic Reviews, 4,* CD004667.

Sawyer, A., Ayers, S., Young, D., Bradley, R., y Smith, H. (2012). Post-traumatic growth after childbirth: A prospective study, *Psychology & Health, 27*(3), 362-377.

Schaal, B., Marlier, L., y Soussignan, R. (1995). Responsiveness to the odour of amniotic fluid in the human neonate, *Biology of the Neonate, 67*(6), 397-406.

Schore, A. N. (2005). Back to basics: Attachment, affect regulation, and the developing right brain: Linking developmental neuroscience to pediatrics, *Pediatrics in Review / American Academy of Pediatrics, 26*(6), 204-217.

Shaw, R. J., Bernard, R. S., Deblois, T., Ikuta, L. M.,

Ginzburg, K., y Koopman, C. (2009). The relationship between acute stress disorder and post-traumatic stress disorder in the neonatal intensive care unit, *Psychosomatics, 50*(2), 131-137.

—, Bernard, R. S., Storfer-Isser, A., Rhine, W., y Horwitz, S. M. (2013). Parental coping in the neonatal intensive care unit, *Journal of Clinical Psychology in Medical Settings, 20*(2), 135-142.

Simkin, P. (1991). Just another day in a woman's life? women's long-term perceptions of their first birth experience... part 1, *Birth: Issues in Perinatal Care, 18*(4), 203-210 8p.

— (1992). Just another day in a woman's life? nature and consistency of women's long-term memories of their first birth experiences... part 2, *Birth: Issues in Perinatal Care, 19*(2), 64-81 18p.

Simon-Areces, J., Dietrich, M. O., Hermes, G., García-Segura, L. M., Arévalo, M., y Horvath, T. L. (2012). *Ucp2 induced by natural birth regulates neuronal differentiation of the hippocampus and related adult behavior* (PLoS ONE 7(8): e42911 ed.).

Simonds, W. (2002). Watching the clock: Keeping time during pregnancy, birth, and postpartum experiences, *Social Science & Medicine (1982), 55*(4), 559-570.

Smith, J., Plaat, F., y Fisk, N. M. (2008). The natural caesarean: A woman-centred technique, *BJOG : An International Journal of Obstetrics and Gynaecology, 115*(8), 1.037-1.042; discussion 1.042.

Soet, J. E., Brack, G. A. y DiIorio, C. (2003). Prevalence and predictors of women's experience of psychological trauma during childbirth, *Birth* (Berkeley, Calif.), *30*(1), 36-46.

Sosa, R., Kennell, J., Klaus, M., Robertson, S., y Urrutia,

J. (1980). The effect of a supportive companion on perinatal problems, length of labor, and mother-infant interaction, *The New England Journal of Medicine*, *303*(11), 597-600.

Stern, D. N. (1999). *El nacimiento de una madre*, Paidos Ibérica.

Sutton, J. (1996). A midwife's observations of how the birth is influenced by the relationship of the maternal pelvis and the fetal head, *Journal of the Association of Chartered Physiotherapists in Women's Health*, *79*, 31-33.

Swain, J. E., Tasgin, E., Mayes, L. C., Feldman, R., Constable, R. T., y Leckman, J. F. (2008). Maternal brain response to own baby-cry is affected by cesarean section delivery, *Journal of Child Psychology and Psychiatry, and Allied Disciplines*, *49*(10), 1.042-1.052.

Talge, N. M., Neal, C., Glover, V., y Early Stress, Translational Research and Prevention Science Network: Fetal and Neonatal Experience on Child and Adolescent Mental Health. (2007). Antenatal maternal stress and long-term effects on child neurodevelopment: How and why?, *Journal of Child Psychology and Psychiatry, and Allied Disciplines*, *48*(3-4), 245-261.

Thomson, G., y Downe, S. (2008). Widening the trauma discourse: The link between childbirth and experiences of abuse, *Journal of Psychosomatic Obstetrics and Gynaecology*, *29*(4), 268-273.

Torres, D. J. (2015). *Coño potens: Manual sobre su poder, su próstata y sus fluidos*, Navarra, Txalaparta.

Trevathan, W. (1987). *Human birth: An evolutionary perspective*, Nueva York: Aldine de Gruyter.

Uvnas-Moberg, K. (1998). Oxytocin may mediate the benefits of positive social interaction and emotions, *Psychoneuroendocrinology*, *23*(8), 819-835.

Varea, C., y Fernández-Cerezo, S. (2014). Revisiting the daily human birth pattern: Time of delivery at Casa de Maternidad in Madrid (1887-1892), *American Journal of Human Biology : The Official Journal of the Human Biology Council*, 26(5), 707-709.

Varendi, H., Porter, R. H., y Winberg, J. (1994). Does the newborn baby find the nipple by smell?, *Lancet*, 344(8928), 989-990.

Varendi, H., Porter, R. H., y Winberg, J. (1996). Attractiveness of amniotic fluid odor: Evidence of prenatal olfactory learning?, *Acta Paediatrica* 85(10), 1.223-1.227.

Varendi, H., Porter, R. H., y Winberg, J. (2002). The effect of labor on olfactory exposure learning within the first postnatal hour, *Behavioral Neuroscience*, 116(2), 206-211.

Villarmea, S., Olza Fernández, I., y Recio Alcalde, A. (2015). El parto es nuestro. El impacto de una asociación de usuarias en la reforma del sistema obstétrico de España, *Dilemata*, 7, 157-183.

Wagner, M. (1994). *Pursuing the birth machine: The search for appropriate birth technology*, Camperdown, Australia, ACE Graphics.

Wahl, R. U. (2004). Could oxytocin administration during labor contribute to autism and related behavioral disorders? A look at the literature, *Medical Hypotheses*, 63(3), 456-460.

Waldenstrom, U. (2004). Why do some women change their opinion about childbirth over time?, *Birth* (Berkeley, Calif.), 31(2), 102-107.

Warrener, A. G., Lewton, K. L., Pontzer, H., y Lieberman, D. E. (2015). A wider pelvis does not increase locomotor cost in humans, with implications for the evolution of childbirth, *PloS One*, 10(3), e0118903.

Winberg, J. (2005). Mother and newborn baby: Mutual regulation of physiology and behavior – a selective review, *Developmental Psychobiology, 47*(3), 217-229.

Zhang, L., Hernández, V. S., Liu, B., Medina, M. P., Nava-Kopp, A. T., Irles, C., y Morales, M. (2012). Hypothalamic vasopressin system regulation by maternal separation: Its impact on anxiety in rats, *Neuroscience, 215*, 135-148.

Agradecimientos

Lo que sé sobre el parto me lo enseñaron muchísimas personas, sería imposible nombrarlas en estas páginas. Cada madre que compartió su historia conmigo, cada embarazada que me permitió acompañarla, cada padre que me contó su vivencia, cada profesional que en el trabajo me enseñó sus conocimientos o me confesó sus dudas y reflexiones... A veces en las horas de madrugada de una guardia, en el *office* de neonatología o en el mismo paritorio. Otras en paseos por el campo, en encuentros de comadres y familias, en largas llamadas telefónicas o en relatos colgados en la red. Me enseñasteis y ayudasteis más de lo que imagináis: gracias de corazón.

También los recién nacidos que tuve la suerte de conocer en esas primeras horas o días de su vida me enseñaron, con su mirada y su dulzura o con su dolor todavía marcado en la cara o en la expresión. En su silenciosa presencia, y con la delicada emoción que solo ellos transmiten, sentí que me enseñaban también a mí.

Algunas de todas esas personas han contribuido más directamente a *Parir*, y por ello me gustaría nombrarlas. Ana Castillo, Isabel Fernández del Castillo y Stella Villarmea revisaron versiones preliminares de algunos capítulos y sus comentarios me fueron de mucha ayuda. Javier Onecha revisó y editó el texto final facilitando su fluidez. Charo Quintana realizó una revisión final aportando algunas correcciones muy valiosas. Eva Darias y Gemma Lendoiro me animaron a publicar el libro. Mi editora, Yolanda Cespedosa, apostó por *Parir* con determinación, lo que ha hecho que el tramo final haya sido el más fácil.

Este libro se ha beneficiado enormemente de la red de investigación en la que participo, Building Intrapartum Research Through Health (BIRTH), Cost Action IS1405, financiada por la Unión Europea, y de los conocimientos de todos sus participantes. Quiero expresar agradecimientos especiales a Soo Downe, Kerstin Uvnas-Moberg, Eleni Hadjigeorgiou, Andria Spirydou, Lola Ruiz Berdún, Michelle Sadler y Olga Gouni. Mi participación en el proyecto de investigación, Filosofía del Nacimiento: Repensar el nacimiento desde las humanidades médicas (FILNAC), FFI2016-77755-R, también me ha facilitado profundizar en algunos aspectos que aquí reflejo.

Gracias a mis amigas «locas del parto» por todo el conocimiento compartido: Francisca Fernández, Marta Parra, Angela Müller, Adela Recio, Isabel Fernández del Castillo, Stella Villarmea, Claudia Pariente y Pilar de la Cueva, y a las matronas, Blanca Herrera, Choni Gómez, Laura Lecumberri, Helena Eyimi y Ana Polo. Gracias también a Carmen Montejo, Sergio Bollaín, Iñigo Hernani y Miguel Ángel Marín, por su amistad y apoyo durante la gestación de este libro. Gracias a todas las amigas activistas de la lucha para erradicar la violencia obstétrica: Ana Álvarez-Errecalde, Jesusa Ricoy, Gonzalo Leiva

Rojas, Michelle Sadler, Leslie Power y muchísimas más. Gracias a las mujeres de la Red CAPS, a la asociación Vía Láctea y a los miembros la Sociedad Marcé Internacional. Gracias, especialmente, a Isabel Espiga, que durante años cambió el mundo desde las entrañas del Ministerio de Sanidad.

Gracias a Casilda Rodrigáñez Bustos, por todo su trabajo y generosidad al compartir su sabiduría.

Gracias a toda mi familia, sin cuyo apoyo, cariño, paciencia y ayuda, en infinidad de ocasiones este libro no habría sido posible. Os quiero.